医者なし薬なしでいつの間にか「うつ」が消える本

自分のうつを治した
薬を使わない精神科医
宮島賢也

KKベストセラーズ

突然ですが、質問です

「あなたは幸せですか」

①「はい」と答えた人は「お母さん病《びょう》」ではありません。この本を買う必要はありません。

②「○○だし、○○だし、○○だから幸せ」と理由を列挙した人、答えたくなかったり、不快な質問だと思った人、「いいえ」と答えた人は「お母さん病」かもしれません。

お母さん病とは、自責感や自己否定につながる「思い込み」を抱えていることに気がつかない病。

うつの原因には、このお母さん病が潜んでいることが多いです。

でも大丈夫。これからお母さん病を卒業する方法を、ご提案します。

※「お母さん病」とは、幼いときの親のしつけや環境から、自己肯定感を持ちづらく緊張や不安感が起きやすい「思い込み（考え方、感じ方の癖）」を抱えることを表す、宮島独自の表現です。

ぼくの提案する「お母さん病」は、「母原病《ぼげんびょう》」「アダルトチルドレン」などの概念とは違い、「思い込み」に気づき、卒業することで、幸せに生きる」ことを目指します。

はじめに

ぼくは、精神科医なのに「うつ」になっていました。

医師としても行き詰まり、自分も治らない。なんとかしたいともがき苦しみ、大きな危機に直面したとき、「思い込みを変えたほうがいい」と気づきました。

その思い込みとは、「成績がよくて出世しなくちゃ認めない」という母に、幼いうちから刷り込まれていった考え方、生き方でした。

自分に満足せず、まだまだ足りない、もっと努力を。

つねに人と比べ、決して満たされず、マイナス点を数え上げるのが心の習慣。ストレスがかかると、すぐに自己否定をして「うつ」に。

ですが本人はそのおかしさ、矛盾に気がつきません。すべての人がそうなのだ、くらいに思い込んでいることが多いのです。幼いときからの刷り込みはとても強いものなのです。

ぼくは、いったん底の底まで沈み、さまざまなことを体験し、学び直し、再び上がり始めました。

刷り込みの「書き換え」です。自分の思いを楽に捉え直し、考え方を書き換え、生活を変え、うつの症状を消していきました。

その経験をもとにメンタルセラピーを考案し、薬を使わずに患者さんが自分でうつ、心身症を卒業していくお手伝いをしてきました。

よい症例を積み上げてきた２０１３年に、幼いころからの自分を苦しめる思い込みを「お母さん病」と名づけました。

うつの原因となる「お母さん病」とは、自分に満足せず、足りないものを他人の評価、お金、仕事などで埋める生き方を、「刷り込まれている心の状態」をさします。

母親が悪いと追及するものではありません。「お母さん病」を子供に刷り込んだ親たちも「お母さん病」で苦しみつつ、生きてきたのです。

この本では「お母さん病」とはなにか、そこから脱出するにはどうしたらいいかを、実例をもとに解説していきます。

（症例は仮名で、本人が特定できないよう状況を変えて記しています）

宮島賢也

医者なし薬なしで
いつの間にか
「うつ」が消える本

目次

はじめに

第一章 「お母さん病」ってなんだろう

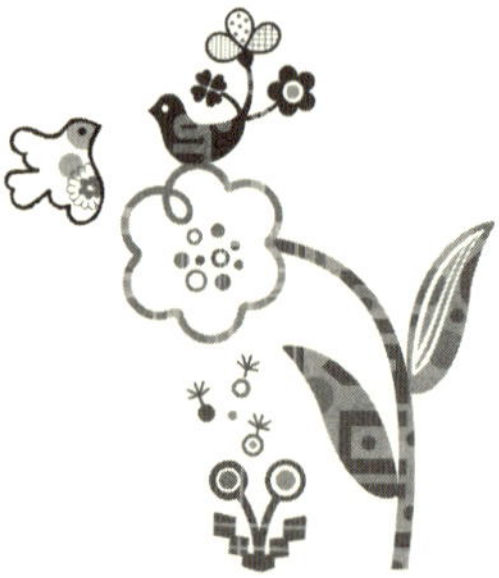

第二章

うつもがんも、リウマチも「お母さん病」？

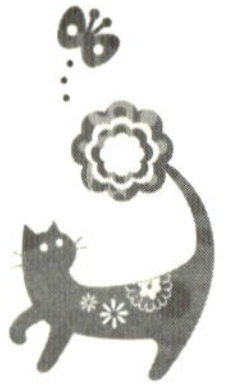

第三章　これからの自分を楽にする「思い込み」の変え方

第四章 こんなとき、どうする？

第五章 心と体、ダブルで治していきましょう

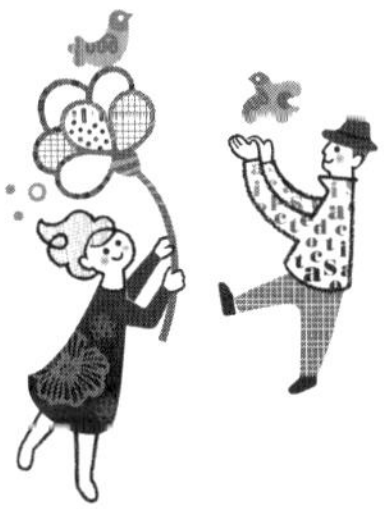

第一章

「お母さん病」ってなんだろう

1

自分のなかに潜む「お母さん病」

彼を独占したくなって別れを繰り返す――加奈さん

「25を過ぎたらモデルの仕事も少なくなってきました。収入は、ぎりぎり自立できるくらいで、そのうえ恋愛はいつも上手くいかないんです。好きになったら、カレを独占したくなってしまう。それでウザいと思われるのか、別れがきてしまい……立ち上がれないほど落ち込みます。その繰り返し。

仕事もなくひとりでいると、憂鬱《ゆううつ》で死にたくなるんです。

うつ病だと診断され、薬を飲んでいます」

加奈さんは湯島清水坂クリニックにやってきて、こう訴えました。

ぼくは問いかけます。

「落ち込んでいるとき、なにを考えるの？」

「仕事が来ないのがつらい……と」

「仕事が来ないのをつらいと、落ち込むんだね。落ち込まないためにはどう考える？」

「えっ……！」

「同じ考え方してると同じ症状が出ますよ。落ち込んでいるとき考えていることをひっくり返していきましょう」

「その―、だれにも認められないと思うとつらいんです」

「ひとつずつ解決していきましょう。仕事が来ないとき、どう考える？」

「仕事が来ないときもあれば、また、来ることもある、ですか？」

「ステキ。正しいか間違っているか、いいか悪いかでなく、すべてのものごとを自分がうれしいか幸せかで『選び直し』ましょ」

「ふぅーん」

「だれかが認めてくれないとダメ、はどうする？」

加奈さんはきょとんとしています。

だれかが認めてくれてはじめて存在価値があると思うこと、それは小さいうちから刷り込まれた「思い込み」かもしれません。

うつは体からのメッセージ

うつ状態は、ストレスを受けていると教えてくれる、体からのメッセージです。それまで気がつかなかった、生き方、考え方に、自分を苦しめる思い込みがあって、その思い込みで生きていくのはつらいよ、ということを教えてくれているのです。

うつ病になったら、それをチャンスと考えてみたらどうでしょう。自分を苦しくする思い込みを変えるチャンスなのです。

パソコンを動かすのは　ＯＳというシステムウエアだけれど、加奈さんを憂鬱にするのは小さいころから身につけた、思い込みのＯＳ、「お母さん病」なのかもしれません。

お皿に半分に切ったシュークリームがのっています。

だれかが私の分、半分食べたのね、と思っちゃうのはマイナスのＯＳ。不幸せＯＳ。

半分残しておいてくれたのね、と思うのはプラスのＯＳ。幸せＯＳ。

「加奈さんの、『仕事が来ない』を『認められてないんじゃないか』に結びつけちゃうと苦しいね。

　仕事が来ない、ああダメ、とどんどん悪い循環になってくるなら、身につけた思い込みを変えましょう。

『だれかに認めてほしい。親に認めてほしい』は、いつ実現するかわからないよ。だれが自分を認めてあげたらいいだろう？」

「自分ですか？」

「そう、自分で自分を無条件に認めちゃいましょう。たとえ四面楚歌の状態であっても、自分は自分でいいんだという絶対肯定をして、自分を無条件に愛してみませんか」

～でないと価値がない

　2回目、加奈さんはお母さんとの関係を語り出しました。

　加奈さんのお母さんは、お父さんと離婚後（加奈さん4歳のとき）、裕福な実家に頼って暮らし、加奈さんを育てることに生き甲斐を見いだしてきました。

「なんでも私中心でした。モデルになるととても喜んでくれました。でもたいして売れないとわかった今は結婚しなさい、とうるさく言うのです。それを言われるとつらいです」

「なんで？」

「モデルにもアイドルにもなれなくて価値がないから」

「なにかにならないと自分に価値がないって思うのは、もったいなくない？」

ぼくは加奈さんに問いかけました。ぼくの問いかけに、

「もったいない？」

加奈さんは考え始めます。

「死にたい今が、チャンスですよ。

生きていることをつらくする思い込みを変えるときが来たんです」

加奈さんは自分のなかに潜む「お母さん病」を卒業するでしょうか。

上司のいびりに同僚は平気なのに——隆さん

「上司から皮肉や嫌味を言われ続けて、仕事がつらくて、朝会社に行こうとするとひどい頭痛がしてくるのです」

と言う隆さん。

「嫌味を言われるとどんな気持ち？」

「ダメな自分、と落ち込みます」

「嫌味を言う人はいるかもしれないけれど、自分でダメと追い打ちをかけるともったいないかもしれないね。上司の嫌味、言葉のナイフを真正面から受け続ける？」

とぼく。

「ナイフ？　ああ、ナイフならかわしますよね。うーん……。

同僚は、また始まったと聞き流す、と言っていますが、ぼくは上手くできないのです」

「『上手く、しっかり、きちんと、ちゃんと』は、自己否定を呼ぶ悪魔の言葉かな。聞き流すも、受け止めるも、自分の喜びで選び直しましょ」

皮肉屋の上司に嫌味を言われ落ち込み、同じこと言われても平気な同僚を見て、また落ち込む。仕事が嫌いになってつらい、実績をあげられない。上司から叱責を受ける。悪循環がひどくなっていく。

それが隆さんの入ってしまった不幸せのサイクルです。

この悪循環を止めたい、と思ったときがチャンスです。

隆さんは自分のなかに潜む「お母さん病」を卒業するでしょうか。

自分を苦しめるのは刷り込まれた「思い込み」

薬は使いません

ぼくは精神科医ですが、薬を使わない精神科医です。

ぼくのメンタルセラピーは、カウンセリングとは違います。

メンタルセラピーでは、患者さんがご自分で、自分を苦しめる考え方（思い込み）に気づき、変えていくことを信じ、言葉を投げかけていきます。

ぼくのメンタルセラピーは、加奈さん、隆さんのように進行します。

患者さんは、ぼくとのメンタルセラピーを重ねるうちに、どこかで気づき、自分を大切にし、自分を無条件に愛することを「想い出して」いきます。

もともと生まれたときは、だれもが生まれたこと、生きていることがうれしくてうれしくてたまらなかったのです。自分が大切で大好きだったのです。

ぼくは、だれのなかにも自尊感情があり、自己評価が低くなっている人は、それを曇らせているものがある、と考えます。

そこで自尊感情を「想い出す」ことを促すメンタルセラピーを考案したのです。

患者さんたちは半年ほどで、うつや心身症、体の病気の症状を、生き方、考え方を変えてなくしていき、ご自分で「卒業」を宣言して、ぼくが院長をしている湯島清水坂クリニックを卒業していきます。

またクリニックでは、自然治癒力を引き出す自律神経免疫療法をしています。

メンタルセラピーのあと、鍼灸師さんによる全身の血流改善の治療を受け、心身の状態を改善していただきます。

心身両面から本当の心地よさ、充実感を感じることで、それがこの先の人生に定着していくのです。

病気をチャンスにして幸せで健康な人生に踏み出す、それがぼくのメンタルセラピーです。

刷り込まれた「できないならダメ」

2回までのセラピーの様子を紹介した加奈さんは、「だれから認められなくても、自分で自分に無条件のOK」という幸せOSを「想い出す」でしょうか。

その後のセラピーで加奈さんは自分を苦しめる思い込みを変えていきました。

加奈さんのお母さんは離婚後、加奈さんの成長だけを頼りに生きて、加奈さんをモデルや芸能人にしようと世話を焼いてきました。

お母さんは加奈さんの行動すべてをお膳立てし、自分もいっしょに行動しました。お稽古ごとに通わせ、食事づくりも工夫して、加奈さんにスリムな体型を維持させてきました。

加奈さんのお稽古ごとの成果や、スタイルのよさが、お母さんの思う通りなら優しくされ、なんでも言うことをきいてくれました。

しかし、お母さんの望むようにできないと、一日中口をきいてくれないので、いつもお母さんの顔色をうかがっていた、と加奈さんは振り返ります。

お母さんは自分の生きる「夢」を持たないまま、加奈さんの出世を自分の夢にしたのです。

加奈さんは小さいときからお母さんの夢を押し付けられてきて、モデルや芸能人になりたいのが、自分の意思だと思っています。

加奈さんのお母さんは「過保護」であり、その愛情は『条件つきの愛情』です。なんでもやってあげて、欲しいものは買ってあげる。愛情たっぷりのようですが、過保護は愛情不足と同じように子供を苦しくします。

加奈さんをモデルにすることを自分の生きる目的にしている愛は、無条件の愛ではありません。加奈さんはいつも母の条件つきの愛に応えようと、ムリしてきたのです。

ふたりきりの家族ではお母さんの管理、監視の目から逃れるのは容易ではありません。加奈さんはいつもお母さんの期待に応じて生きてきて、ひとりでなにかを決めたり考えたりすることができなくなっていたのです。

隆さんも、その後、親との関係を語りました。

お父さんは仕事にのめり込むサラリーマンで、お母さんは教育に熱心で、お父さんより強い、子供にも強い母親でした。

兄は成績がよくお母さんの思い通りに名門中学、国立大学へ行ったのですが、隆さんは中学受験に失敗し、それからスゴく努力をしてお兄さんより偏差値の低い、私立大学に入ったということです。

いつもお兄さんと比較されてきたことが、嫌だったと語り、上司からの叱責があるとそのときの嫌な気持ちがよみがえるとのことでした。

上司の皮肉や叱責に敏感に反応し、苦しくなってしまう隆さん。その原因が自分のなかにある、と気がつくでしょうか。

条件つきの愛情

ここで「条件つきの愛情」で育てられるとはどういうことか、考えてみましょう。

「90点だなんて、100点取らなきゃダメじゃない。もっと努力するのよ」

「あなたにはバレリーナになってもらいたいのに、なぜアイスクリーム食べるの。我慢が足らないのよ」

勉強したら、いい点を取ったら、いい大学へ行ったら、好きでいてあげるし、優しくしてあげる。

バレリーナになったらお母さんうれしいわ。それがお母さんの夢だったの。

お母さんの目的が決まっているのですから、大好きなお母さんのため、子供はそれに向かってひた走ります。

まだまだ足りない、もっと努力を。今の自分に決して満足せず、足りないものを外側のもので埋めようとする生き方。これは「不足の幻想」で、決して満たされず、苦しい循環が続いていきます。

「条件つきの愛情」で育てられると、自分を信じられない「自己不信」が身についてしまい、自分ができなかったこと、失敗したこと、他人より劣っていることなど、マイナス点を数え上げるのが習慣になってしまいます。

つねに自分に不満足感、不十分感を持つことが刷り込まれていくのです。

なにかストレスがかかると、すぐに「自己否定」に行ってしまいます。

加奈さんは実は自信がないのです。

恋愛をすると、いつも自信のなさが表に出てきます。

カレの気分にイチイチ反応して不安をつのらせ、カレの時間を独占しようとしてしまう。

カレは抑圧を感じて、去って行く。そして加奈さんはひどく落ち込むのです。

お母さん病が加奈さんを苦しめています。

お母さん病を卒業すると、ひとりでも幸せ、自由で自立している心の状態になり、ステキな人間関係が始まり、豊かなコミュニケーションが持てるようになります。人への信頼感と愛はそこに生まれるのです。

加奈さんはそのことに気づきました。


隆さんも、上司の叱責に必要以上に怯えるのは、もったいないと気づきました。

隆さんは宣言しました。

「自分には素晴らしい可能性がある。

自分を１００％信じる。

上司の嫌味も聞き流します」

「お母さん病」が生まれるまで

赤ちゃんは愛でいっぱい

人は生まれたとき、無限の可能性を持っています。赤ちゃんは、その存在だけで周囲を喜ばせます。つまり、人は生まれながらに完璧な存在です。

授乳をするときや、抱っこしたりスキンシップをするときには、お母さんと赤ちゃんにオキシトシンという「愛情ホルモン」が分泌されます。

これは肉体的、精神的に満たされたとき出るホルモンで、安定した気分をもたらし、疲労感を和らげ、そして人と人との信頼感を高めます。

オキシトシンは人に親切にしたときにも、性的エクスタシーのときにも分泌されます。だから、人に親切にするとふたりの間の信頼感が高まるし、性的関係（目と目を合わせる、心がつながる性）は人と人との絆を深めるのですね。

このようなホルモンの仕組みもあり、抱っこしたり授乳したりしているお母さんと赤ちゃんの間には、無償の愛情、悦びがたっぷりと流れています。ふたりともうっとりとして幸せです。

赤ちゃんの「生きてるって幸せ」「生まれてきてよかったなあ」の思いをずーっと持っていられたら、大人になってからさまざまな苦難にさらされても、心の芯がぶれないで幸せに焦点を当てて生きていきます。

たとえ苦労があっても、自分を信じながら乗り越えて、年齢を重ねるほど充実していくという人生を送れるのです。

赤ちゃんは、抱っこされるだけの存在から成長し、立ち、歩き、言葉を覚えていきます。そしてお父さん、お母さんから、生き方、考え方を学んでいきます。

子供の心はまっさらで、スポンジのような素晴らしい吸収力があります。だから、学ぶというより、むしろどんどん刷り込まれていく、といってもいいでしょう。

幼児にはお母さんの世界がすべてです。うちのお母さんはちょっとおかしいから見習うのをやめよう、と刷り込みを拒否することなどできません。

無防備に、お母さんの行動パターン、感情パターンは繰り返しインプットされ、「こうすればお母さんが喜ぶ」という子供なりの処世術が学ばれ、それが思い込みとなっていくのです。

子供には親の世界が強力な見本

お父さんとお母さんが喧嘩ばかりしていると、子供はいつも戦場にいることになり、子供の心は不安定になります。

互いの意見を主張して譲らず攻撃し合う夫婦関係のもとで育つと、子供もそういう人間になります。

お父さんかお母さんのどちらかが強く、相手を抑圧していると、抑圧されているほうはうつ状態になりやすくなります。

たとえば、お父さんが強くてお母さんがいつも緊張したり、怯えたり、うつになったりしている家で育つと、子供は両親に学んで、「お母さんのようになりたくない」とお父さんのように人を抑圧する人間に育ったり、逆にお母さんのようにうつになりやすい人間に育ったりします。

たとえば舅姑のいる家で、お嫁さんの立場であるお母さんが、「だれからもよい嫁と言われたい」とがんばって生きる家。お母さんはいつも周囲にピリピリ神経を使っています。

子供はお母さんの生き方を見習って生きるうちに、いつも他人に気を使って人の評価ばかりにエネルギーを注いでしまい、自分を大切にするとはどういうことかわからなくなってしまう、そんな大人になってしまうことがあるのです。

お父さんとお母さんが、仕事はつらいもの、だけど家族のためにがんばらねばならない、と歯を喰いしばっていると、「仕事はつらいもの」「つらくてもしなければならない」と刷り込まれていきます。

勉強しなさい、片づけなさい、早く支度をしなさい、もっと上手にやりなさい、と命令ばかりで厳しく育てられると、子供は心が苦しくなります。

良妻賢母が理想と、仕事を辞めて育児にかかり切り。自分の生きる夢を子供の学歴や出世に託して、子供の進路を決め、そのルートに乗せようと一生懸命子供を叱咤激励するお母さん。

夫婦関係が上手く行かず、子供を〜にしたい、〜の才能を咲かせたいと、子供をコントロールするお母さん。

このようなお母さんは、自分では意識しないのですが「条件つきの愛」で子供に接しているのです。

人はそのままで素晴らしいのですが、「条件つきで愛してあげる」、と取引する人間関係のなかで育つと、自分への愛も条件つきになってしまうのです。

子供の心がもともと持っている「生まれてきてよかった」「ひとりでも大丈夫」「自分が好き」という感覚を弱めてしまうのです。

それが、「〜できない自分には価値がない」「努力しないとダメ」「学歴や容姿が悪い自分は価値がない」「人は怖い、かかわりたくない」などのマイナスの自動思考、つまり、思い込みになっていきます。

ストレスにさらされると出てくる「お母さん病」

「幼いときに満足できる愛情を得られず、自分を信じられず、不安が強い心の傾向」を持っている状態や「〜でなければいけない」という条件つきの愛のなかで育つと、自己肯定感が弱くなります。

つらいことでも我慢しなければならない、〜ができないと自分は認められない、完璧でなきゃいけない、などの不幸せな思い込みが刷り込まれていきます。

内面の自信のなさ、不幸せの思い込み、まだまだ足りない感がある、幸せ感に乏しい、これらが内面に巣くっていることを、ぼくは「お母さん病」と呼んでいます。

「思い込み」を抱えて、仕事や人間関係で大きなストレスにさらされると、それまで隠れていた「お母さん病」が出てきます。

上司に「こんな仕事でよく給料取ってるな」などの暴言を受けると、「〜できないからダメだ」の、「お母さん病」の思い込みがわき上がってきて、さらに自分を追い込んでしまうのです。

ストレスだけでもつらいうえ、もとから苦しい思い込みがあるので、耐えられずにうつになったり、心身症になったりして、体がメッセージを出すのです。

ぼくのクリニックを受診して「どうしたいのか？」と聞かれても、「自分は本当はなにをしたいのかわからない」という人が多いのです。やりたくないのにやる、ということに慣れてしまって、自分がしたいことに鈍感になってしまっているのです。

いつも自分に自信が持てない。
自分が好きになれない。
生きる喜び、生きる目的がわからない。

そのような人は、お母さん病を心の奥深くに、持っているかもしれません。
だとしても大丈夫です。
お母さん病に気がつき卒業した時点から、オセロゲームの駒が黒から白になるように、
あなたの人生は明るく豊かに変わっていきます。
そのお手伝いをするのが、ぼくの人生の悦びなのです。

薬で「お母さん病」は治らない

薬を使ってもうつが治らない患者さんたち

湯島清水坂クリニックに来た方はご自分のいまの目標を、

「うつを治すこと」

「がんを治すこと」

「リウマチを治すこと」

「楽に生きること」

と答えます。

だいたいの方はそれまで病院にかかっていて、「うつですね」「がんです」「リウマチです」と病名を告げられ、薬を処方されています。

その薬を飲んでも飲んでも治らないから、薬に頼らないメンタルセラピーや自律神経免疫療法を受けにやって来るのです。

そのときから、自分を苦しめている、思い込みに気づく旅が始まります。

患者さんは最初は戸惑う方もいますが、驚きながら発見を繰り返し、自分で自分を癒していきます。

精神科医へ行けば治るは幻想

薬を使わないで患者さん自らが生き方を直すメンタルセラピーを開発したのは、単純な真理に気がついたからでした。

「刷り込まれた考え方を変えない限り、医者も薬もうつを治せない」

ということです。

ぼくは過去、精神科医として、診断基準にのっとって患者さんを診断し、治療ガイドラインに従って薬を処方してきました。

多くの人が精神科医は「心の専門家」と思っています。精神科医のところに行けば、診断もカウンセリングも必要に応じてやってくれ、生きていることを楽にしてくれる、と思っています。しかし、それは誤解なのです。

いまの西洋医療の体制では、精神科医は患者さんから症状を聴き取り、診断基準にあてはめて診断をして、治療ガイドラインに従った投薬をします。

精神科医は症状のほかにも、仕事内容や家族関係についても聴き取りますが、原因となっている考え方や人間関係にまでは踏み込まないことが多いのです。

精神科医は診断と薬の処方、カウンセリングはカウンセラー、という分業体制です。

カウンセリングにしても、精神科医療ありきで、薬を飲みながら、溜まったストレスの発散だけに終わっている場合が少なからずあるのです。

そのなかでぼくは一精神科医として、薬を処方してきたのですが、抗うつ剤でうつを麻痺させて職場に復帰しても、再発してしまう患者さんが多く、次第に薬の治療に疑問を感じるようになっていきました。

症状を言えば診断と薬がついてくるという、危険

なぜ、うつ病が治らないのでしょうか。

まず、精神科の病気は、西洋医学が発達した現代でも、その原因がよくわからないということがあります。

骨折などの怪我はレントゲンやCTでわかります。肝臓や腎臓、内科の病気は血液や尿の検査で体の異変を知ることができます。ですが精神科の病気は、いまのところ脳内の血流の多い少ないで推しはかるぐらいで確実な検査方法がありません（脳出血、脳梗塞、認知症などはCT、MRIでかなりの精度で診断できますが）。だから患者さんの訴えで診断するしかありません。

精神科治療は、患者さんが訴える症状を、アメリカ精神医学会の診断基準『DSM-Ⅳ』にあてはめて病名を診断することが主流となっています。

たとえば「意欲がわかない」「食べられない」「眠れない」「体重が減少してきた」「焦る」「集中力がなくなった」「性欲がわかない」「死にたい」のうち、5つぐらいが該当すれば「うつ病」と診断されます。

もし、うつ病と診断されたい事情があるなら、あてはまる症状を言えば診断と薬を手に入れることができるわけです。

次に、うつ病の薬とはどんなものか見ていきましょう。

人間の脳は生物のなかでも特殊なもので、その複雑な仕組みはまだまだ、解明の途中です。それに脳は解剖してみても異常がわかるところではなく、脳細胞の電気信号も見えないので、医学的にも依然、ブラックボックスの中なのです。つまりどうやって脳に、食べられない、眠れないなど、自分自身を傷つける不調が起こるのかはっきりわかっていないのです。

ですが脳生理学では、脳には感情や感覚にかかわる神経があり、興奮系、抑圧系、調整する役割の3つを分担しているとわかってきました。それぞれの神経の間にはさらに、興奮、抑制、調整をつかさどる伝達物質が複雑、精妙に行き来しています。

脳の神経細胞のネットワークは、宇宙規模です。

脳全体の脳神経細胞の数は千数百億個で、1センチ立方に10万もの細胞が密集しています。

ひとつひとつの細胞から軸索と樹状突起が長く伸び、別の神経細胞とつながりネットワークをつくっています。

ひとりの人間の脳の軸索や樹状突起をつなげると、なんと100万キロの長さにもなります。ほんとうに宇宙規模です。

それらの細胞の間を、電子信号と伝達物質が駆け巡って、私たちの思考や感情は生まれてくると言われています。

壮大で複雑な脳内の働きを、だれも見たことはありません。伝達物質を取り出して人を使った実験で確かめることもできません。

ただ、科学者は類推しているだけなのです。そして結果として、いまのところ「心の変化は脳の変化」という解釈がなされています。

抗うつ剤ってなんだろう

抗うつ剤は、脳の神経伝達物質のバランスを整えて、うつを改善するのを目的にした薬です。

選択的セロトニン再取り込み阻害薬（ＳＳＲＩ）は、シナプスへのセロトニンの再取り込みをおさえることで、神経伝達に使われるセロトニンを増やすものです。これはセロトニンがうつ病に関係しているという仮説にもとづいた薬です。

ＳＳＲＩは副作用がないということで多く使われていますが、副作用のない薬はないのです。その副作用は不眠、不安、焦燥感、躁状態などで、人によっては、暴力的になったり、自殺願望が高まったりすることがあります。本末転倒の副作用が出るのも、脳神経に働きかける薬では当然のことでしょう。

うつ病の薬は基本的に、落ち込んでいる気分を高める働きを目指して開発されています。強制的に高めるのです。

すると落ち込んでいた気分は高まり、人によっては異常にテンションが高くなります。「薬で落ち込みが治った」と職場に復帰します。しかし、ストレスのもとになっている自分を苦しめる考え方は改善されていないままですから、同じ仕事、人間関係に戻していくと、しばらくしてうつ病は再発してしまいます。

うつ病は医者にかかれば治る、薬を飲めば治る、というのは世間をおおう「思い込み」なのです。

警報が鳴っているのに、元栓をしめない

ぼくは、薬は病気の原因を隠してしまうことがある、と思っています。

たとえばガス漏れで警報機が鳴ったとします。そこで部屋の空気を入れ替えても、根本

解決にはなりません。ガスを止めなくては危険です。

薬の過剰投与で患者さんの心身に、ガスを止めず警報だけ止めることが起きてしまってはいないでしょうか。

うつの症状は、その人にかかるストレスが過重だというサインです。

体がよこしたサインを薬で消そうとすることは、ストレスを受ける状況と、ストレスの受け止め方を変えずに、表面だけ症状を消してしまうこと。そのうえ、薬を入れることで体に無理をかけます。そしてそのまま自分の望まない生き方を続けていくということになります。

そう語るぼく自身も医師の激務からうつになり、薬を飲み続けながら働いていた時代があります。

うつからなんとか脱出したいともがく毎日のなか、真剣に脱出の道を探り、医師以外の人が書いた本をたくさん読みました。するとあるとき、「心の病気になったら薬で治すものだ」と医師も患者も思い込んでいるが、それはそもそもおかしいんじゃないか、と思い当たったのです。

心や気持ちの病気を薬で治すと考えるほうが無理があるのでは？

労働者のストレスの原因は、1、職場の人間関係、2、仕事の質、3、仕事の量。

ぼくの場合も、多過ぎる仕事、責任、果てしない不安がありました。

そもそもの原因を軽減しなければ、いくら薬を飲んだとしても治らない。そして自分の半生を振り返り、自分のなかの思い込み、自信のなさ、「お母さん病」に気づきました。

ぼくは、精神症状を、つぎのようにとらえるようになりました。

心が満たされていない不幸せの症状。

病気は本人の考え方や生き方を直す機会を提供してくれる、体からの愛のメッセージ。

ぼくの「お母さん病」のこと

ぼくが自分のお母さん病に気づくまで

「実はぼくもうつだったのです」

そう打ち明けると、患者さんはちょっと驚き、かなりほっとします。

防衛医大で6年医学を勉強し医師国家試験に通ったのは1999年。研修医になると、教授回診の資料を用意しなくてはと徹夜をしたり、ぼくは自分自身が医師としてやっていくにはなにか、要領の悪さを感じていました。

研修医時代に医師としてやっていけるのかな、という不安を抱えるようになり、それがだんだんふくらんでいきました。

外科の研修ではぶつぶつ独りごとを言って周囲から「大丈夫?」と聞かれたりしました。

それでも気力で乗り切って、ぼくは医師としての専門に循環器内科を選択しました。

循環器内科での研修が始まったのですが、命にかかわる病気の処置に、新米医師のぼくはオロオロするばかり。

やっていけるだろうか、という不安がまた大きくなります。

そのうえ、昼間は病棟業務、夜は急変の方の治療やデータの整理、24時間の完全主治医制で心安らかに寝る間もない日々です。2カ月も経つと肉体的にも精神的にもボロボロになり、病院に行くのがつらくてたまらなくなりました。

ぼくの様子は周囲からも危ないと映ったようで、一月休めと言われ休職。

循環器内科は無理と考えて、総合臨床部(どの病気も診られる、総合臨床医〈家庭医〉になる)に移りました。循環器内科より夜間の呼び出しが少なくなり体は楽になったものの、仕事だけではなくすべてのことにやる気が出ません。自分もうつを疑い、薬が必要と考え精神科を受診し、「うつ病」と診断されて抗うつ剤を飲み始めました。

その後、大学でのラグビー部の大先輩の医師を頼って、沖縄、伊江島で家庭医の研修をしました。真面目に研修しているつもりでしたが、「テンションが高い」と先輩に帰るように言われました。

帰ってから総合臨床部の研修を終えて、精神科、眼科、小児科をまわりました。この時期は心身の調子がよく楽しく研修をしていました。しかし産婦人科の研修が始まると、女性の病気を診ることができるのか、お産をサポートできるのか、と不安が再燃しました。

家庭医は患者さんの病状を識別し、重い病気が予想されるときや、専門的な検査が必要なときは大学病院などに紹介しなくてはいけません。難しい病気を察知できないでいると、患者さんが命を落とす、と思い込みました。

そこでまた、自分はきちんと診断できるだろうか、できないのじゃないか、と不安にさいなまれ出したのです。

2年間の研修を終えると同期の医学生はみな、全国の自衛隊に医官として派遣されましたが、ぼくは部隊での医官としての勤務は無理と判断され、保健管理センターに配属されました。

そこに1年、つぎの年は医事課勤務となり、夏休みにオーストラリアで研修したり、千葉大学病院の家庭医の研修に参加させてもらったりしていました。

精神科医になったが自分のうつも治せない

研修医のころ、ぼくは付き合っていた女性と結婚しました。彼女は小児科医で、小児科専門医のレポートで大変なときもありましたが、順調に医師として働いていました。

医事課の職も終わり、臨床に戻るころ、ぼくたちに子供が生まれました。

ぼくは医師の仕事より子育てに興味があり、「ぼくが育休を取ろうか」と提案すると妻は「あなたが休むことないわよ」と怒りました。

彼女には、夫のぼくが医師としての仕事から逃避している、身勝手な人間として映っていたのです。妻はぼくが育児に逃げるのか、と感じてそれまで我慢していた怒りをぶつけてきたのかもしれません。

それから、なににしても妻とはすれ違い、口論が多くなっていきます。

ぼくは臨床に戻るに当たって総合臨床部ではなく、精神科を選びました。

総合臨床部で総合臨床医として働くには、自分の診断に自信がありませんでした。一方、精神科には標準の診断基準があり、それに従っていればいいから自分でもなんとかなる、と思ったのです。

医師を辞めたいとも思いましたが、医師以外の道は思いつきませんでした。

自分に自信がないので、考え方が狭くなっていました。

精神科で研修してみると、当たり前のことですが、精神科医が楽で責任が軽いなどということはないと実感しました。

ある患者さんを「統合失調症」と診断すると、患者さんは長年にわたって、薬を飲み続けなくてはならなくなります。患者さんの人生を左右することなので、診断を誤ると大変だ、という不安にいつもつきまとわれました。

自分のうつ病が治らないまま、薬を飲み続けて7年、ぼくはうつの迷路にはまり込み、患者さんも治せない、自分も治せないまま、気分の波にほんろうされる日々を送っていました。

親と同じ言い方だ、と気づいたときに

それでもぼくは誠実な精神科医でありたいと、患者さんから症状を聞き、少しでも楽になってほしい、と薬を処方しました。その後患者さんが、

「眠れるようになりましたが、イライラするのです」

と訴えれば、イライラに対処する（とされている）薬を足しました。そうやって、

「楽になりました、ありがとうございます」

の言葉に喜びます。しかし、それもつかの間で、

「また、つらくてつらくて」

の訴えに落ち込みます。そんな日々、妻との間も険悪になっていきました。

薬を飲んでいると、あるときはテンションが上がり、あるときは下がり、というふうに気分が不安定になりました。自分で自分をコントロールできないことや、妻が自分の望む対応をしないとき、妻に当たり散らしたりしました。妻にもぼくのイライラがうつります。

家庭は休まる場ではなくなっていきました。

あるとき、ひどく意見が対立しました。

ぼくは医師としてやっていく自信がないので、医師としての収入があるうちに、なんとか資産をつくり、生きていけるようにしようと、不動産の運用計画を考えました。

そして、なんとしても妻を説得しなきゃと、計画を押し付け、言い立てました。

それに対して妻は、自分の心配を聞き入れず住宅ローンを借りようとするぼくに絶望し
「もう死にたい」と言ったのです。

思わずぼくは「子供の前でそんなこと言うな」と怒鳴っていました。

ぼくは、ハッとしました。

ぼくが怒鳴っているありさまは、母がぼくを恫喝《どうかつ》していた様子に、そっくりだったのです。自分がされて一番嫌なことを、ぼくは妻にしていました。


ぼくの母は学歴が第一と信じて、幼いころから、ぼくを勉強、勉強へと駆り立て、押し付け、思うようにならないと怒りました。

母と同じことをしている。

自分はなにかが、おかしい、どこか間違っていたのかもしれない。

ぼくは父母によって刷り込まれた苦しい価値観のもとで、評価されなくてはダメという思い込みにしばられ、懸命に努力してきて、結果、それが自分のOSになっていた。

まだまだ不十分、全然足りない、もっと努力しなきゃ、と自分の悪いところばかり目に行ってしまう生き方、不幸せな生き方をしてきた。

だから、その思い込みが、医師になって責任の重さを実感したとき、不安をかき立てたのだ。

医師としてなんの経験もなく、ゼロから始めるというとき、自分を受け入れることが大切なのに、自分を責めるばかりだった。

なんという理不尽なことだ。なんと、無駄なことか。

うつ病になってから7年、ギリギリの危機が来て、その危機がそれまでの生き方が苦しいと、教えてくれたのでした。

父母の喧嘩の絶えない家

ぼくは1973年に、外資系の大企業に勤める父と、ぼくの妊娠を機に高校の英語教師をやめて主婦となった母のもとに生まれました。父と母が仲よくする光景を見たことがない幼少期でした。

父は有名私大を卒業して大企業に就職し、人並み以上に出世していましたが、母にとってはそれぐらい当たり前のことで、それだけで父を認めることはできなかったようです。医師や弁護士などエリートでないと認めないという母。母が父に対して、尊敬や感謝の思いを持っているとは思えませんでした。

父母はよく喧嘩をしていましたが、母が言葉で言い負かし、父が物に当たるというありさまでした。

父はぼくに対しては穏やかな父親で、たまにキャッチボールなどしてくれ、野球の楽しさを教えてくれました。

父母の喧嘩が減ったのはぼくが小学3、4年生のころでした。たぶん仮面夫婦となったのでしょう、母はそれからぼくとだけ向き合うようになります。

塾通いをし、ひたすら勉強をし、名門の開成中学への受験に走り続けました。

開成に行ってからも、優秀な生徒のなかで上位の成績を取るために、試験前1週間は、ほとんど寝ずにノートを暗記したりしていました。

入学してすぐにラグビー部に入部。しかし、コーチから「将来が心配な子」と言われました。ぼくの明るさは見せかけだと見抜かれていたのです。

スクラムハーフというポジションをもらいましたが、練習してもボールがセンターまで届かず、1年半後にはラグビー部をやめました。そのころ、母の望む人生を歩みたくない、と思うようになりました。

高校になると、学校も嫌、家も母も嫌で、漫画を読んだり、パソコンに熱中したり、パンクやロックに向かうようになります。

しかし、心を許せる友達もできず孤独で、生きていることがつらく、何回も真剣に「死にたい」と思いました。

そんな高校2年のとき、ある女医さんと出逢って憧れを抱き、彼女が医師という職業の魅力を語るのを聞いて、目標ができました。

こんな無価値な人間でも、医師になれば人の役に立てるかもしれない、と思ったのです。それからは医学部受験に邁進していきます。

母の望みの医師になる

1年浪人したあと、家の近くの医大と防衛医科大学校に合格しましたが、防衛医大が全寮制だったのでそちらに入学しました。家を離れたくてしかたがなかったのです。

しかし、気がついてみれば有名校から医師へと、母の望む道を進んでいたわけで、「自分で希望したと思っていたのは錯覚で、実は母の望みにそっていただけではないだろうか」と悩みました。

周囲を見れば、本人の意思ではなく親の望みで、医者の道を目指している学生もいました。

またラグビー部に入ってしまい、辞めたいと思いましたが、今度は先輩が怖くて辞められませんでした。「自分は医師に合ってないのではないか」「このまま医者になってはいけないのではないか」と悩みつつ、防衛医大を卒業していったのです。

うつになる特有の考え方

うつになるとき、人はうつ特有の考え方をします。

「だれも自分を認めてくれない」

「自分が嫌い」

「自分はダメだ」

という自己否定の考え方です。

嫌なこと、よくないことにばかり目が行き、嫌なことがアタマの中を占領し続けることでうつになっていくのです。

ぼくの場合、母は「いい成績」「いい学歴」「いい地位」にしか、価値を認めない人でした。

母はぼくにそうなるように求め、強要しました。

母の望みをかなえる自信は、ぼくにはなかったのですが、医学部に合格できました、そこで自分に自信がついたかというと、そうはなりませんでした。

医学部には入学できたけれど、医学の勉強に自信が持てなかったのです。

また、ぼくの意識には「しっかり勉強して一人前の医者にならなければならない」という刷り込みがされていて、自信がない自分を「ダメなやつだ」と自分で否定してしまいます。

その不幸せな思い込みは、「生きている価値がない」とさらなる自己否定にふくらんでいくのです。

ぼくは自分の「お母さん病」を知った

妻と対立したとき、母とそっくりに怒鳴っている自分の姿にゾッとして、お母さん病に気づいたぼくは、その「思い込み」に真剣に向き合いました。

なぜぼくは、人の役に立ちたいと目標を持って医者になったのに、うつになっていったのか。

なぜ母から離れても、母に支配されているのだろう。

母から条件つきの愛で育てられたので、すぐに自己否定に行く考え方が刷り込まれていたのです。

だがもう一度、母に変わってもらって（そりゃ無理だぁ）育て直してもらうことなどできません。

自分のなかの、刷り込みを変えていこう。


自分を大好き。

自分は、尊い唯一の魂を持っている。

好きなことを楽しもう。

目標を持って、その実現を楽しもう。


まず、相手を自分の好きなように変えようとするのをやめよう。

親子関係、パートナーとの関係では「いい、悪い」の評価をはずそう。

相手に期待するのはやめよう。

義務や責任で考えず、すべてを「うれしい」で選び直そう。

自分を認める言葉を使おう。

居心地のよい場所にいよう。

他人のためより、まず自分のために生き、あふれる喜びを他人にもシェアしよう。


ぼくは自分のなかの「お母さん病」を見つけ、そこから脱出を始めました。

自分を好きになろう、信じよう。そこから幸せが始まるのだから。

自分の気持ちに誠実に生きて、幸せを味わおう。

食生活を変え、環境を変え、歩き、新しい人、新しい考え方、生き方に触れました。

お母さん病を卒業することで、生きている実感をかみしめて、ぼくは幸せを感じ始めたのです。

第二章

うつもがんも、リウマチも「お母さん病」？

2

緊張しっぱなしの社会で「お母さん病」は出てくる

緊張、つまりは交感神経優位の時代

太古の時代には足の裏に土を感じ、空の青さ、風のそよぎ、風が運ぶハーブの香りに自律神経を癒されていた人間ですが、現代では1日に1分も、空や風を感じることなく終わる人が大多数です。一年中土を踏むことがない人もいるかもしれません。

いま、企業にいる若者も中高年も、大きなストレスのなかで働いています。グローバル化で、ものづくりも消費も世界中に広がり、安い賃金の国と競争していくために、少しでも効率を上げながら、よい物やサービスを提供していかなくてはならないのです。

お金と時間に追われて、「もっと安くつくらないと生き残れない」「もっといいサービスを提供しないと負ける」と走り続ける社会です。

そのような時代ですから、体のなかでは自律神経が悲鳴をあげています。

自律神経には、交感神経と副交感神経があります。

逃走と闘争の神経といわれる交感神経は、素早く各部を動かせるように、心臓の心拍数を上げ、呼吸数を上げます。

いっぽう、副交感神経は交感神経と逆の動き方をし、胃や腸の内臓を動かし、睡眠などのリラックスをつかさどる、安らぎとメンテナンスの神経です。

「毎日が勝負で、風邪をひいてる暇もない」という現代人はいつも体が戦闘モードで、交感神経が緊張しっぱなしです。

人間の体は、交感神経と副交感神経が絶妙なバランスを取りながら、動き、変化していくのですが、毎日緊張しっぱなしだと、そのバランスが崩れていきます。

原因不明と思われている頭痛、腹痛、湿疹や痛みは、交感神経と副交感神経の調和が乱れている自律神経の失調から起こるのです。

うつと痛み

うつで受診している患者数は2011年で95・8万人（厚生労働省調査、宮城県の一部と福島県を除く）。17年前の１９９６年には43・３万人で、時代とともに増え続けています。

心の風邪ともいわれるうつ。でも、風邪は何日か寝て毒出しが終わると、もと通りに元気になりますが、うつは休んでも、考え方、生き方を変えなければ苦しい状態が続きます。何年も続く人もまれではありません。

うつの周辺には「不安障害」「睡眠障害」「拒食、過食」などで苦しむ人がいます。

また、うつ病になると、６割の人に体の痛みも現れます。肩、腰、頭、関節、歯の痛み、胃や腸の消化器の痛みや不調、体全体が痛むという人もいます。

うつは、心身ともに癒しが必要であることを教えてくれているのです。


人間の生理を無視したスピード、効率化で動く社会で人はやっとこ生きている状態です。その上に「人間関係のストレス」「リストラや経済不安」が加わると、心身が限界を超え、うつが警告してくれるのです。

会社の経営者も上司も、少しでも業績を上げなくては、と必死です。

「こんなこともできないのか」「きみをあてにしても無駄だな」

など能力や人格、人間性を否定するような言葉で、部下を責める人もいます。最近ではパワーハラスメントと言われていますね。

毎日無能だと言われるうちに、うつになってしまう部下。

しかし、見方を変えれば、この上司も追いつめられてお母さん病が出てきてしまったのです。

いま、部課長の年代の人は、高度成長期、学歴偏重の時代の「教育ママ」に育てられた年代です。いつもへこたれそうになったときに、お母さんから「どうしてできないの」「あなたのためにお母さん必死なのに」と怒られて育ったとしたら？

部下にかっとなったとき、または失敗をフォローしようとしたとき、上司の、無意識に刷り込まれた「お母さん病」が、出てくるのかもしれません。

ぼくのいう「お母さん病」がどのように、うつや心身症にかかわるのか見ていきましょう。

働かないと空虚になる「仕事中毒」のワケ

走り続けて自己免疫疾患に――彰さん（50代）

彰さんは堂々たる紳士ですが、掌蹠膿疱症《しょうせきのうほうしょう》という難病になり受診されました。
免疫は体に細菌など毒が入ってくると、闘って体を守るシステムですが、それがなにかの狂いで、自分自身を攻撃してしまうのが自己免疫疾患と、西洋医学では言われています。掌蹠膿疱症もそのひとつで、手足に無菌性のぶつぶつが出て、関節炎を併発することもある病気です。

「会社を起こし、いままで突っ走ってきたんですけど、難病だと言われて、でもどうしたら休養したり、休めるのかなと」

「好きなことはなんですか？」

「仕事以外でですか？　ゴルフですね」

「ゴルフ楽しんでますか？」

「それが仕事がらみが多くて……」

「ひとりでできて、あまりお金がかからなくて、家の近くでできることないですか？」

「うーん」

「散歩はひとつ、お勧めですかね。全身の血行もよくなりますよ」


2回目のメンタルセラピーに、彰さん、顔色もよくやってきました。

「仕事を離れて、弟とゴルフに行ったんです。こんなことしたのはじめてです。すごく楽しかったです」

と報告し、

「一度、ひとりで、土日じゃなくふつうの日にゴルフに行ってしまおうかと思ってるんです。社員に言わないで……」

「へー、なんでです？」

「今までは、平日に休むなんて、とんでもないと思っていたので、自分の殻を破ってみたくて。でも、社員にはゴルフに行くとは言えませんけどね」

「なぜですか？」

「だって、申し訳ないでしょ。ちゃんと仕事してくれているのに、社長が遊んでちゃ」

「部下を信じてますか？」

「えっ？　部下、信じてますけど……。いや、信じたいけど、信じてないかもしれません」

「部下を信じながら、ゴルフに行ってもいいのかも」

「そんな考え方もあるんですね」

「自分だけしちゃダメ、あるいは、自分だけしていいも、もったいないかもしれませんよ。部下が平日に休みたいとき、どうします？」

「休まれたら困ります。実は会社が、他社からひどい攻撃にあってしまい、廃業するかどうかの大ピンチでして。私は、会社がなくなってもなんとかなると思うのですが、部下は困ると思うんです」

「部下の力を信じてますか」

「はー、信じてないですよね」

「部下の前に自分ですよ。まずは自分を信じて。部下もいっしょに信じていくと関係が変わるかも」

「自分を信じて、部下も信じる、ですか」

リーダーとして、休まず働いてきた彰さん。闘争モードでいつも緊張していたのでしょう。がんばり続けイライラし続けるなかで、自律神経の失調となり、掌蹠膿疱症まで発症しました。追い打ちをかけるようにひどい出来事が起こって会社は存続の危機、ここで踏ん張らねばと日夜対策に追われているうちに、さらに症状が悪化。そこで西洋医療の対症療法に疑問を感じ、自律神経免疫療法にたどりつきました。

いま50代後半でリーダー格としてバリバリ働いている方は、高度成長期に育って「リーダーとなれ、リーダーであれ」と刷り込まれて、「働いていないと空虚になるお母さん病」が隠れていることが多いのです。

リーダーは自分しかいない。

部下たちをコントロールして業績をあげていくことが部下たちのためだ。

自分が休んでなんかいられない。

と仕事中毒、ワーカーホリックになっていく。

仕事の場でリーダーでいてはじめて、自分の存在価値があると思い込んでいます。

何十年もまえ、幼いときから、「〜でないとダメ」という思い込みが刷り込まれているのです。

ですから「働いていないと空虚になるお母さん病」の人は、退職して仕事がなくなると魂が抜けたように一日中閉じこもってしまい、心身が衰え認知症となる方が出てくるのです。

闘争モードを続けて50代後半になって自己免疫疾患が出た彰さん。ここがお母さん病に気づき方向転換するチャンスです。

とはいっても、ぼくはいつも患者さんに、こういう分析を告げたり、解説をしたりはしません。お母さん病という言葉も使いません。

患者さん自らに自分を変える力、幸せに気づく力があるからです。そこでただ、ひとこと、

「自分の体の声に耳を傾けて。自分を喜びで満たしませんか。

症状が出たらチャンスですよ」
と彰さんを送り出しました。

起こるか「心配」するより起こると「うれしい」を考えて

痛み止めをどんどん強くしていくしかなくて
――うつ、月経痛、高血圧の磯野さん（40代）

「どうなりたくて、いらっしゃいましたか？」

「7年間も飲んでるうつの薬を止めたいです」

「薬を止めない理由はなんですか？」

「薬は止めたいけど、一度止めたときに離脱症状が出たから、怖くて止められないんです」

「薬を止めるのを怖がっているときは、無理に薬を止めるのは止めときましょう。

薬を止めるのはあと、今の生きてる幸せに気づくほうが先ですよ」

「無理に止めなくていいんですか？」

「無理にやって、いいことあります?　薬を止めるのが喜びになったときが、減らしやすく、止めやすいですよ。生きててよかった、生まれてきてよかった、症状出たら、自分を苦しくする考え方を変えるチャンスと思った人は、1週間に1錠ずつくらい、薬を減らしていってますよ。焦らないで。半年ぐらいで薬、なくなっちゃえばいいや、くらいのおおらかな気持ちでいきましょう」

「へー、そうなんですか」

「もし、薬を戻すことになっても、自分を責めずに、がっかりせずに、無条件にあらゆることにOK出しながら、楽しんでいきましょ」

「はい。あと、このまま子供を育てていけるのか、子供がダメになっちゃうのではないかと思うと苦しいんですが、どうしたらいいんでしょうか?」

「それは起きてほしいこと?」

「えっ?」

「親御さんの心配が、お子さんで現実化していると感じることが多々あります」

「えーっ!?」

「起きたら困ること心配していて、ほらね、やっぱり起きてしまったと思うこと、多くありませんか？

起きたら困ること心配するより、起きたらうれしいことに心を配る習慣を始めませんか」

「起きてほしくないことばかり心配してました。夫がお前の育て方が悪いと私を責め、料理もダメ、掃除もできない、とひどいことばかり言います。

私はずっとダメなんです」

「夫がなにを言うかは、だれが決める？」

「それは夫です」

「相手は変えられないよ。夫が言ったことに影響を受け過ぎるともったいないかも。うれしいところだけ、受け取りましょ。要らない言葉は、ノーサンキューでもいいかも」

「ノーサンキューですか」

「夫に認めてほしいと思ってると、どうなる？」

「認めてもらいたいとがんばっているとき、いつも体が痛くなりました」

「お友達が同じ症状だったら、なんて言う？『がんばれ』って、言う？」

「言わないですよね。休んだらって、言います」

「自分にも同じこと、言ってあげない？」

「休んでもいいんですね」

磯野さんは、涙を流し始めました。

「そういえば、大好きな演奏家のコンサートに行ったときは、全然痛くなかったです」

「いつも大好きな演奏家のコンサートに行っているときの気分で過ごしませんか？」

「えーっ？　そんなことできたら、幸せです」

「幸せを感じないときがチャンスですよ。相手でなく、自分を変えましょ。自分を苦しくする考え方だけ、楽に変えちゃいましょう。うつのとき、なにを考えてますか？」

「子供にイライラしています」

「子供のなにイライラしていますか？」

「言うことを聞かないから。学校でも落ち着かないと先生からいつも言われるし」

「磯野さんは学校、楽しかった？」

「私は学校が面白くありませんでした……」

「親の言うことに反抗しない、自分を押し殺してしまういい子が、内面で無理していて病気になっていたりしますよ。『できない、助けて』と言えない、いい子は、病気が『もういい子をできない』と断ってくれている」

「へー」

「学校に合わない子は、社会を変えるステキな子供たちかもしれませんよ」

「学校に行きたくないときは、どうしたらいいんですか」

「学校に行くかどうかは、だれが決めます？」

「子供でいいんでしょうか」

「行きたくないところに無理やり行かせていいことあります？　子供のこと、信じてますか？」

「信じたいけど、信じ切れていません。学校に行かないとこれからずっとダメな子になってしまいそうな気がして」

「また起きたら困ること心配してませんか。子供の前に自分ですよ。自分で自分を信じましょ。子供の人生は、子供を信じて、まかせていきませんか」

「子供を信じて、まかせていくですか……。私にできるんでしょうか」

「できるできないでなく、自分がどうしたいか？　どうしたら、いいか？　で考えませんか。いい悪いの評価を入れないでなんでも許されるなら、自分がどうしたいか？

自分を信じるか、疑うか、のうれしいほうを、毎瞬毎瞬、選び直しましょう。子供を信じるか、疑うかも、自分の喜びに従いませんか。

薬を止めるのはあとのこと。まずは今生きている幸せに気づきましょ」

教えない学校が始まっています

アメリカ発の、先生なし、テストなし、学年もカリキュラムもなし、のデモクラティック・スクールが日本にもあります。

子供たちは大きな子も小さな子もまじり、自分のやりたいことを選び、好きなことをして自由に過ごします。自分の好きなことをしながら、生きる力を学んでいくのです。

大人は先生ではなくスタッフと呼ばれ、学校の運営は生徒もスタッフも同じ1票を持った会議で話し合い、決めていきます。

授業がないから、子供たちは自分たちが知りたくなったときに学びます。たとえば本を読みたくなったら字を学びます。「教えて」と言われればスタッフ、すでに知っている子供(年上とは限らない)、ボランティアの大人などが教えます。

5歳で読み始める子がいるし、10歳で読み出す子もいます。

算数は何人かでスタッフから学ぶ子がいれば、買物の中で実地で学ぶ子もいます。

ここでは子供たち全員が、自分のしたいこと、進みたい進路を決めます。

デモクラティック・スクールの元祖、サドベリー・バレー校（1968年創設）では高校の成績表もないのですが、子供たちは自分で行きたい大学へ申し込み、自己のアピールを堂々として、入学を果たしています。

職人に弟子入りする子もいます。

卒業生は経営者、エンジニア、芸術家などになり、自由で縛られない自分なりの幸せな人生を送っています。

私の育ち方とまったく正反対の在り方の学校があることを知り、驚き、そして感動しました。

サドベリー・バレー校では子供はひとりの人間として尊重され、学校の運営にも参加しているのです。

何年も釣りだけしていた子が突然、機械いじりに熱中しはじめます。こうやって自分が選び、体験し、ほんとうに打ち込むものを見いだしていくのです。

年齢差があるので、自然と教える、教えられるコミュニティーができています。信頼感が育つので、そこでは犯罪は起こりません。

子供たちは自分が好きなことはなにか、どうやって好きなことをしながら生きていくかを体験し、身につけていくのです。

いま、競争させて評価し、選別するための教育は、さまざまな弊害を生んでいます。人をコントロールするところに、人の幸せはないのに、世の中は子供から大人まで人をコントロールすべきという、支配の思い込みで動いているのではないでしょうか。

DV、モラハラは夫も妻も「お母さん病」？

モラルハラスメント夫との日々でがんに――若菜さん（30代）

「うつで薬を飲み始めて2年、子宮がんになり手術しました。免疫力をつけるにはうつじゃいけないですよね。いま6歳の娘のためにも再発したくないんです。先生助けてください」

「今のストレスはなんですか？」

「夫が不機嫌になるのが怖いです」

「夫が不機嫌になると若菜さんはどう感じるんですか？」

「料理が気にいらないと、食べずに冷たい目で見るんです。自分とつり合わない女だと思ってるな、とズシンと来るんです。そうなのだ、私はダメなんだという思いで」

「そう言われたことがあるんですか？」

『女子大でなに学んだの？』とかしょっちゅう言われました。夫は東大です。夫の父は京大、夫の母は津田塾大です」

「夫に変わってもらいたい？」

「ええ、いつか、認めてくれるんじゃないか、穏やかになるんじゃないかと」

「相手は変えられない。夫はいつになったら認めてくれるだろう？」

「えーっ、それじゃあんまり……」

「自分が自分を好きになることは、選べるよ。自分のことをどう思ってる？」

「うつでがんで、子供に申し訳ないです」

『申し訳ない』の連鎖はもったいないかも。

子供のためでなく、自分のために、まずは『生きててくれてありがとう』の連鎖を始めましょ」

「申し訳ない、じゃなくて、ありがとう。

うつじゃなくって……、

自分を好きになって……、

免疫力をあげて……元気になる。自信を持って子供を育てる」

「では半年後のあなたはどうなっていますか？」

「半年後なんて……」

「ここではあなたのほうから、卒業を決めてもらうんです。

半年後、自分を大好きになったあなたはなにしてる？」

「夫に怯えず、子供と楽しんで生きています」

「ステキですね。ひとつひとつ楽にしていきましょう」


モラルハラスメント夫、モラ夫が増えています。若菜さんの夫は父母が名門で、学歴、地位にしがみつくお母さんに、一家に恥じない学歴をつけることを一番にして育てられたのでしょう。

私の家がそうだったのでよくわかりますが、条件つきで育てられると、周りの評価がひどく気になってしまうのです。ほんとうは自分に自信がない。

外で完璧ないい人を我慢して演じて帰ってくると、妻に当たりたくなる。溜まったストレスを妻にぶつけることで発散しているのです。すると妻もストレスを溜め、子供にぶつける悪循環が起きることがあります。家でストレスを溜め込んだ子供は、学校でほかの子供をいじめたくなってしまいます。

この夫は、お母さん病であり、若菜さんの中にも、夫のお母さん病を助長するお母さん病があります。

若菜さんも、夫のハラスメントに強く影響を受け、ストレスを溜めて免疫が落ちて、がんになっている。なのに、夫が変わることを頼りにするしか、どうしていいかわからない。

自分を責めるばかりです。

どうしても人を変えたい、と思うときがあるかもしれません。

夫が浮気しているのが許せない。

姑の性格が許し難い。

不登校の子に学校に行ってほしい。

上司が責任逃ればかりしているのが許せない。

自分は正しいのに。

みんなの幸せを願っているから、変わってほしいのに。

どうすればわかってくれるのか、こうしたらいいか、ああしたらいいか、と考えて一日が暮れる。そんなふうに心のエネルギーを使うと、自分の体に来ます。正しいか間違っているかではなくて、自分がうれしいかどうかで選び直していきましょう。

我慢は禁物。まずは自分を大切に

店を守るため、我慢して我慢してリウマチに――雅代さん(60代)

「リウマチになって痛んで痛んで仕方なかったときも、店に出ました。夫は頼りない人で、私が店に出ないと店が回らないんです。

新薬の治療でいまは痛みは気にならなくなったのですが、気持ちが沈んで。このままでいてはいけないと思うようになりました」

「気持ちが沈むとき、なにを考えていますか」

「子供にも、だれにもわかってもらえない、と落ち込むんです」

「自分のことをどう思っていますか」

「店のことばかり大切にしていて、夫に裏切られた老婆」

「今の自分のこと、好きですか」

「嫌いです」

「自分のこと嫌いなまま、痛みを取り除いちゃうともったいないですよ」

「えっ?」

「なぜ店に出るのですか」

「意地なんでしょうか」

「好きなことはありますか?」

「旅、読書です」

「旅や読書はしていますか」

「いえ、あまりしていないです」

「まずは自分を大切にしませんか?

自分のしたいことを大切にしましょ」

雅代さんは涙を流し始めました。

「自分のことを大切にしていませんでした」

雅代さんは幼いころ、病気がちなお母さんに代わってお祖母さんに厳しく育てられました。家は古い造り酒屋でした。

お祖母さんから「あんな嫁じゃダメだ、あんたは家を大切にする働きものになるんだよ」と言い聞かされて育ったそうです。

雅代さんは、お母さんのことを悪く言われるのが嫌で、よくお店を手伝ったと回想しました。

お祖母さんから刷り込まれたのは、働かざるもの喰うべからず、という刷り込みだったのかもしれません。

雅代さんは働きもので、夫の浮気にも我慢して店を守ってきました。ですが自分のために生きたという実感がなかったので、虚しさを感じ出したのでしょう。

リウマチになって、体が悲鳴をあげたので、そのことに気づく機会ができたのです。

新薬で痛みだけおさえてお母さん病を残してしまうと、苦しい生き方が続いていたかもしれません。

ぼくがメンタルセラピーでよく使う言葉

「自分を信じるか、疑うかなら、
どちらを選ぶ?」

「自信」って、どう書く？　「自分を信じる」あるいは「自ら信じる」。自分を信じるか、自分を疑うかなら、どちらを選びますか？　そうです、うれしいほうを選び直しましょう。

自分が信じられなくて新しいことにチャレンジできない。それは「自分を信じてはいけない、私の言うことを聞け」と刷り込まれた、「お母さん病」かも。自信がないと気づいたら、その刷り込みを「書き換える」ことを始めましょう。

自分を制限できるのは自分だけ。自分を解放できるのも自分だけ。

自分を何％信じますか？　少しでも疑ってるともったいないかも。そう気づいたら、自分の意思で自分への疑いを「書き換え」ましょう。

「なにがあっても、私は自分を信じる、１００％信じる」

そう言葉に出して、毎日何回も言ってみてはいかがでしょうか。

「自分の中に無限の可能性が眠っている」

素晴らしい可能性を持って生まれてきた私たち。生まれたときは無限の可能性があるのに、いつの間にか夢を持てず、苦しくなっていませんか？さあ、赤ちゃんのときの無限の可能性を「想い出し」ましょう。

大丈夫。私たちの体も心も自己治癒力があるのです。

病気になれば医者が薬で治すと思い込んでいる人、それは幻想です。医者は対症療法の専門家ですが、「健康」の専門家ではないのです。

病のほとんどは「生き方、考え方がもたらすストレス」が原因。だから、病気を治すのでなく、生き方を直す。でも、修行の苦しさは要りません。

過去の、まるで修行のような環境で「ねばならぬ」と刷り込まれた、自分を苦しめる生き方「お母さん病」を、自分から解き放ち、楽にしていけばよいだけです。

自分を無条件に愛しましょう。病気ごと、自分を愛しましょう。

「正解はなし、
自分の悦びに従いましょう」

親に刷り込まれた価値観で、嫌なことでも「しなきゃいけない」と思い込んでいませんか？

正しいか間違ってるか、いいか悪いかで選んでいると、人は攻撃し合います。そして不毛な宗教戦争も起きてしまうのです。

自分がうれしいか、幸せかで、すべてを選び直してみましょう。

「しなきゃいけない」ということは実はないのです。しなきゃいけないことばかりと思えるのならば「お母さん病」です。人生に正解はありません。

自分を100%信じながら、自分の悦びに従って、人生を、夢を、今日を選び直すのがお勧めです。いったん選んでも、「あれ、違う」と思ったら、自分を責めずに、後悔せずに、いくらでも軌道修正していいのです。

決断と軌道修正のプロになると、人生は楽に、明るく展開します。

「その心配は役に立っていますか？」

悩み、苦しみは、1、自分で解決できること。2、だれかに聞いて解決できること。3、自分でも他人でも解決できないこと。のどれかです。

自分で解決できることは、自分を信じて解決しましょう。

だれかに聞いて解決できることは聞いて解決してしまいましょう。

自分でも他人でも解決できないことは、手放しましょう。

起こると困ることを心配してばかりだと、「ほらね、やっぱり」というように、心配ごとが起きやすくなっていませんか。起こると困ることを心配するより、起こるとうれしいことに心を配る習慣をつけましょう。

大切なことは、今、ここを悦びに満たすことです。

未来や過去を思いわずらって苦しくなるなら、「お母さん病」が潜んでいるのかもしれません。そこから抜け出しましょう。

「裏表のない生き方がオススメ。
相手によってキャラを変えると
しんどいよ」

いつも、「いい人だと思われたい」「空気を読まなきゃ」「誤解されたくない」と緊張しているとしんどいね。「あの人にはここまで話す」「あの人には話せない」とキャラを変えるのも苦しいね。

職場でも家庭でも、ありのままのあなたでいませんか。ありのままに振る舞って、離れていく人は、お友達と思わないほうが楽かもしれません。

気を使わなくていい人といっしょにいましょう。気を使う人は、相手を変えるのでなく自分の気遣いを減らしていき、適当な距離をおきましょう。

あなたは子供のとき、親の表裏がある態度に傷つきませんでしたか？

家庭を安心、リラックスの場所にしましょう。自分のために、子供のために、裏表のない生き方をしましょう。

親が笑顔になると、子供も笑顔になります。女性が悦ぶと家族が、明るくおだやかに変わります。

「起こるとうれしいこと、
考えていきませんか？」

今、もしつらいなら、昨日までの自分は忘れて、今日から新しい自分を生きると決めてみませんか？

苦しい考え方、生き方が刷り込まれている「お母さん病だ」と気づくのは大切だけど、両親に怒っても、恨んでも苦しくなるだけです。

・他人と過去は変えられない。
・自分と未来は変え放題！
・後悔はもったいない。

症状が出たらこの３つを「想い出して」、自分の考え方を楽にして、今、ここを悦びで満たしましょう。そして、起こるとうれしいことを考える習慣を創っていきませんか。

生きていることを当たり前にしないで。生きている悦びを想い出し、うれしい、あたたかな気持ちを感じましょう。

「ちょっとオーバーペースになっていませんか？」

自己肯定感が低いと「まだ足りない」「もっとできるはず」とどんどん自分に負荷をかけていってしまい、気がつけばオーバーペースとなりがち。耐え忍ぶことが美風の職場に「〜じゃなければ認めない、愛さない」という刷り込みをされた「お母さん病」のまま入っていくと、自分が苦しくなってもがんばってしまうのです。

眠れない、イライラする、落ち込む。心身が悲鳴を上げたら、生き方を変えるチャンスです。

自分の生き方、考え方を見直して、マイペース、喜びペースでいきましょう。休むことも自分を尊重する、とても大切な時間ですよ。

上司が病気自慢をしてたら、要注意!

働く会社がブラック企業(利益のために人間性を無視して酷使する会社)だとわかったらそこから離れるのもあり、かもしれません。

「自己犠牲でなく悦びの献身を」

子育てが義務だと感じ、楽しいより苦しいことが多い、疲れ果てうつっぽい、という人。「お母さん病」かも？

あなたが条件つきの愛で育てられたとしても、今、卒業するチャンスがきたのです。子育ての前に「自分育て」。まずは自分を条件つきでなく、無条件に愛しましょう。子供は生まれながらに完璧な存在。子供に教えてもらって、自分の中の無限の可能性を「想い出し」ましょう。

口うるさいお母さんを止めて、子供を信じ、子供の人生は子供にまかせましょう。親は子に、人生を楽しみつつ、生きている悦びを味わっている背中を見せるだけでいいのです。子供へのコントロールを手放し、子供との時間を楽しむなら、その時間も自分の時間。

このとき子育ては悦びの献身になり、24時間が悦びの時間です。するとほら、世界と宇宙に幸せのスピンが回り出し、平和になっていきますよ。

第三章

これからの自分を楽にする「思い込み」の変え方

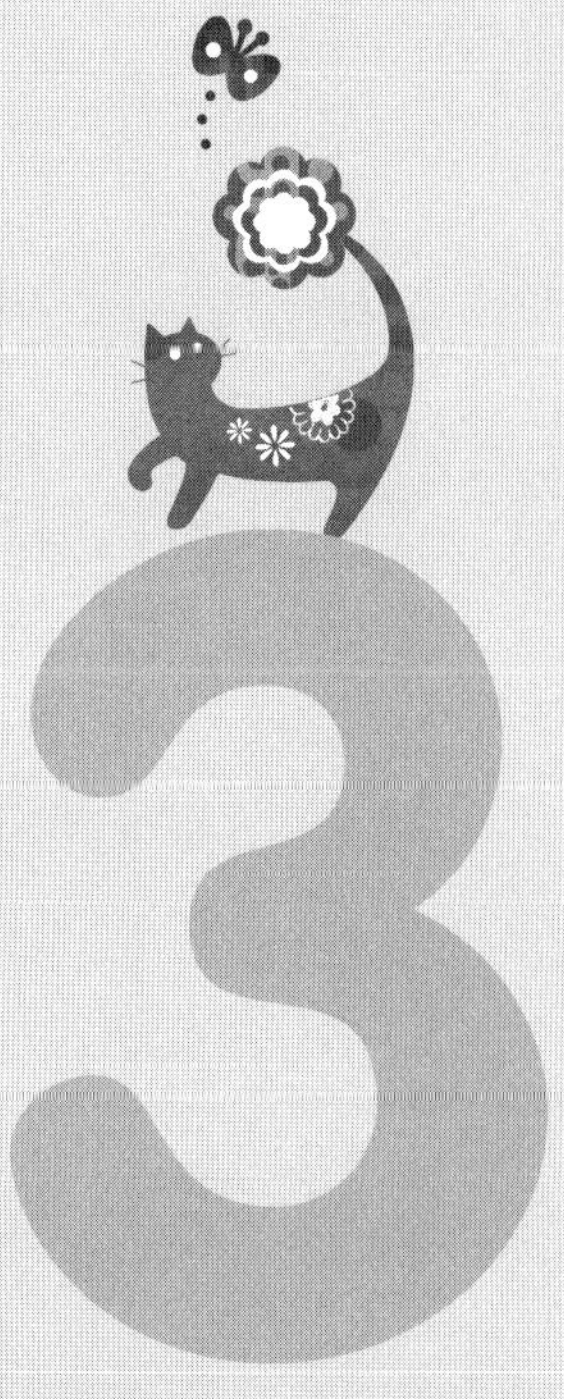

症状が出たときがチャンスです

思い込みに気づくとは

自分が人よりストレスを溜めやすいことに気づいて、生き方が苦しいのかも、と気づく方がいます。

しかし大部分の方は、うつ、がん、リウマチになってはじめて、今までの生き方、考え方の苦しさに気づきやすくなるのです。

うつの場合、薬を飲んで再発を繰り返し、何度目かでやっと自分の生き方、考え方が苦しいことに気づく人が出てきます。

思い込みは小さいころから心の奥深くまでしみ込んでいるので、なかなか「思い込みが苦しみのもと」、とは気づきにくいのです。

体の声と心の悲鳴

メンタルセラピーでは、症状が出たときをチャンスと提案しています。

たとえば「昇進うつ」。

部長になったとき、課長になったとき、給料が上がって周囲の扱いも違ってくると、うれしさでいっぱいになる人がいます。

そのいっぽうで「部下は増えるし、仕事の責任も増える。不安だ」「とても自分は部長の器ではない。やれない。無理だ」とうつになる人がいます。

漠然とした不安をふくらませ、不安のとりこになっていき、イライラしたり気分が落ち込んでいったり……。これは昇進うつです。

うつになる人に共通するのは「自己否定」という観念のとりこになっていて、自分を信じられず、自尊心が低く、自分を愛せないでいる心の状態です。

うつになったことさえも「自分は弱い人間だから」「神経が細すぎるんだ」と卑下して自分を責めます。

昇進うつを訴える患者さんにぼくは、

「落ち込みなどのうつ症状が、『生き方が苦しい』と教えてくれていませんか。症状が出たら、考え方を変えるチャンスです。うつが過労死や自殺から守ってくれていませんか」と問いかけます。病気やうつの根本には幼いときから刷り込まれた「自己否定」「自己嫌悪」「自責感」があります。

病気はこれに気づく機会。

この思い込みを開放していきましょう。

他人と過去は変えられない。自分と未来は変えられる

精神医学や心理学では、過去の心の傷を探求する方法がありますが、メンタルセラピーでは過去をほじくり返すことはしません。

親子関係が苦しかったとわかっても、過去に戻って修復はできません。親に認めてほしい、変わってほしい、と思うと苦しさが続きます。

相手は変えられない。過去のつらいことではなく、今から、これからのうれしいことを大切に生きる。

それがメンタルセラピーのシンプルな考え方です。

長い人生をともにしている家族の場合は、お互いがお互いに影響を与えています。しかし、家族といえど考え方も価値観も同じというわけではありません。

今の苦しみを「お母さんのせいだ」「お父さんが仕事中毒だったから」と過去の家族関係のせいにしても、心が楽になることはありません。

家族をありのままに受け入れ、自分もありのままに受け入れる、それだけで生きるのがとても楽になります。それから、子供からは始まりません。親が笑顔になれば子供も笑顔になります。

相手を受け入れられないと思うときは、無理しないでください。自分が笑顔になる距離を取ることを勧めます。まずは自分を楽にしましょう。

それでは「自己否定」「自己嫌悪」「自責感」がどのように、患者さんを苦しめるのか、そしてそれを患者さんがどう変えていったのか、見ていきましょう。

過労に失恋、リストラのストレスが加わりうつに

三郎さんは激務で過労になっているところへ、失恋と、会社の業績悪化による人員縮小、

リストラの恐怖が重なり、うつになりました。なかでも「あなたは退屈なの」と言う彼女の別れのひとことがこたえています。

アタマに浮かぶことは「自分などダメだ」「手に技術をつけておくべきだった」「退屈な男で、なんの取り柄もない自分は一生モテない」「孤独な人生だ」という「自己否定」「自己嫌悪」「自責感」ばかりです。

できるできないは置いておいて、あらゆる自分をありのままに認めてあげましょう。
毎日、「自分を信じ認める」と声に出して言いましょう。
正しいか間違っているか、いいか悪いかではなく、うれしいか幸せかで選び直しましょう。
自分が主語でない悩みは手放しましょう。

三郎さんは、いつもそう考え、自分を苦しくする思い込みを楽に考える習慣を身につけていきました。

この習慣がつくと、早い人はその日から、遅い人でもだいたい半年ぐらいで、お母さん病を卒業していきます。

体の不調に老後の不安が加わって

和子さんは、60歳独身。風邪をこじらせて入院したことから、急に老後が不安になりうつに。貯金も年金もあるのに、がんになったらどうしよう、心臓病になって長い入院をしたら治療費がかかると心配し、墓から葬式のことまで気になって眠れなくなりました。

死を思うと、結婚もせず子供を育てなかった、たいした業績もなく社会貢献もしていない、と絶望的になります。そして、こんなに悩むなら早く死にたい、とまで言い出します。

将来に対する不安は、不安が不安を呼び増大していきます。老いや病への不安も思い込みの影響が大きく、悪循環を起こしやすいのです。メンタルセラピーでは起こると困ることを心配するより、起こるとうれしいことに心を配る習慣を創っていくお手伝いをしました。

口癖を変え、ポジティブな言葉を使いましょう。
自分がしたいことに従ってみましょう。

できていることを書き出してみましょう。

「義務」や「責任」で考えず、「うれしい」や「幸せ」で選び直しましょう。

解釈は無限大

和子さんは、人生に起こるできごとにはプラスもマイナスもなく、自分の解釈は無限大だと気づきました。

がんになって「がんがたくさんのことを教えてくれた」と病を得たことに感謝する人、収入が少なくても「あるお金を喜び大切にすれば、なんとかなる」と満足して生きる人。

老化に焦点を当てれば老化しやすくなり、健康に焦点を当てると健康が引き寄せられます。

だから悩んでも心配してももったいない、いまを楽しんで生きよう。それが仏教の教え、足るを知るであり、喜びに生きることなのかもしれない。

和子さんもメンタルセラピーを続けるうちに、自分で考え方を変えていきました。

心地よい場所とペースを見つけましょう

怒りを飲み込むとうつに

真紀さんは小さな広告会社のデザイナー。

社長からの信任が厚く優遇されていますが、社長はほかのできの悪い社員にはつらく当たり、大きな声で叱りつけ、いびります。

自分が叱られるわけでもないのに、真紀さんはうつになり、会社に行けなくなってしまいました。

精神科に行き、薬を飲み出し、会社には行けるようになったのですが、前のような創造力がわいてきません。

ある日、自宅で気がつくと、ワーと叫びながらクッションを八つ裂きにしていました。そんな自分に驚いて、メンタルセラピーにやってきました。

自分にとって「居心地のいいところ」に行きましょう。
「ほかの人は変えられない」ことを受け入れましょう。
やりたくないことをやるのに鈍感になっていませんか？
「いい加減」に手を抜けると楽になるかもしれません。
なりたい人生のシナリオをつくってイメージしてみましょう。

真紀さんは薬が怖くなったので減薬したいと強く思い、まず「居心地のいいところ」にいる時間を増やしました。会社を休み、緑の公園を毎日歩きました。そして社長に変わってほしいという思いを手放すようにしました。

社長が今のままなら、あの職場には我慢できない、とも思い始めました。

自分を信じよう、これからの人生のシナリオは好きにつくっていいのだ、とも思うようになりました。

それから、真紀さんは経理の勉強を始めました。デザインも好きでしたが、経理がもっと好き、数学的な才能がある、と気づいたと言います。そして減薬も始め、2カ月くらいで薬がいらなくなってしまいました。

仕事は遊びでやってはいけない？

疲れた顔の一彦さん。3年前に、印刷会社広報に就職。正社員になり、「これで妻と子を養っていける」と仕事に没頭しました。

残業続きの毎日、徹夜で企画書を書いてそれが社内表彰されたりしました。3年経って急に、なんともいえないだるさで会社に行けなくなりました。

上司に認められたいと、毎日苦しくてもがんばってきた、と言います。

無理は禁物。疲れたという体の声を聴きましょう。

仕事を「やらされている」と感じているなら、「自分のための仕事」という視点で見直しましょう。

自分自身が「楽しい」「心地よい」と思えるペースで仕事をしてみませんか。

オーバーペースや無理を強いる会社だったら、自分の体を大切にし、続けるかどうかも

喜びに従いましょう。

一彦さんの両親はよく「妻子を養うのが男の義務」「仕事は苦しくても家族のためには辞められない」と言っていました。そういう両親の背中を見て一彦さんは育ちました。「仕事は我慢してやるもの」という思い込みが、我慢に我慢を重ねさせたのでしょう。相当な過労で、体はメンテナンスを必要としていました。自律神経免疫療法で鍼灸師さんに全身の血行改善をしてもらい、自分でもセルフケアで全身をときほぐしていきました。

メンタルセラピーに通うあいだ、一彦さんは仕事を楽しむ方法をさまざまに試したようです。やがて、楽しく仕事をする工夫を始めたと語り出しました。

社内報の企画を、上司や会社の受け狙いではなくて、自分の興味の「文字の成り立ち」で書いて、評判がよかったのが、うれしかったこと。

趣味の、巨石に書かれた神代文字（ペトログラフ）探しに出かけて、気分がよかったこと。

一彦さんは、マイペース、喜びペースで働き始めました。

「相手は変えられない」を受け入れると楽

自分の仕事を押し付ける上司

病院の薬局事務に勤める清美さん。

上司の薬剤師は自分の職責を果たさずに、たくさんの仕事を押し付けてきます。清美さんは忙しさにまぎれて、もし薬を渡し間違ったら大変だと緊張します。しかし、狭い職場だから断りにくく仕事を引き受けてしまいます。

実際に上司が薬を間違い、清美さんがあやうく食い止めたことが何回もあります。しかし上司はヒヤリハット（事故になりかねなかった、ヒヤリとしたこと）の報告書も書きません。

そんな上司にいつも怒りを感じているうちに、頭痛や落ち込みに悩まされるようになりました。

職場の人間関係の悩みは、うつの原因の第1位です。

人間関係の軋轢《あつれき》は、「自分が正しくて、相手が間違っている」というところから起こります。仕事が上手く進まないときに「相手に問題があるからだ」と思っていると、衝突を引き起こします。

人はみな異なる環境で育ち、それぞれが自分の価値観を持ち、それが正しいと信じています。そこで相手を変えようとすると、お互いが苦しくなります。

相手の見方や、相手との距離の取り方を変えて、まずは自分が楽になるのがお勧めです。

決して我慢ではありません。

「相手は変えられない」を受け入れましょう。

「いい・悪い」の評価をはずし、相手の話を聴いてみましょう。

相手に我慢するのではなく、自分が笑顔でいられる距離を取りましょう。

清美さんは日々「相手は変えられないけど、自分はいくらでも変えられる」と心でつぶやくようにしたそうです。

そして、仕事に余裕がないときは、上司と素直に相談するようになって、心地いいペースで働くようになりました。

期待が強いから摩擦が生まれ、いつまでも不仲な夫婦

真理子さんは、3年前から気分の乱高下が続いています。夫の道夫さんがある大学から准教授の誘いがあったのに断り、私企業の研究職を動かなかったときから、夫への不満が溜まり出しました。

道夫さんは「いずれ教授になったら、研究費を集めなくてはならないし、人づき合いもしなきゃならないから嫌だ」と言うのです。

へんだな、と思って夫を見ると、空気が読めない、人の気持ちがわからない、なにがあっても我関せずで真理子さんに押し付ける、という「研究おたく」だと感じてきました。

道夫さんのやることなすこと、すべてに怒りを覚えるのですが、子供の前では我慢するという日常で、うつ症状が出てきたのです。

真理子さんがうつから抜け出す最も簡単な方法、それは「自分が変わること」です。

夫婦でも、ふたりはまったく違う考え方を持っています。相手の意思に反して相手の考え方を変えることは困難です。

無理に変えようとすると夫婦関係そのものが壊れることもあります。

しかし、相手は変えられなくても、自分はいくらでも変えられます。

真理子さんにお勧めの習慣、それは自分を愛し、大切にする習慣です。

「相手を愛しながら期待せず」でパートナーがいてくれるだけでうれしかったころを想い出しませんか。

「自分がしたいこと」に従ってみましょう。

「自分のやりたいことをやる、嫌なことはやらない、どうせやるなら喜びで」と毎日、言ってみましょう。

パートナーのサポートは、笑顔でできる範囲でしましょう。

自分が変わり、自分を愛す。そして幸せの献身へ

娘といても楽しくなくて苦しい

理絵さんはお子さんが1歳半の卒乳のころから、娘といるとイライラして家事もできなくなり、精神科でうつ病と診断され薬を飲んでいます。

いまは3歳の娘さんを保育園に預けていますが、娘がいないあいだに料理をしようとしても、食材を前に固まります。

家事をしようとすると、焦って苦しくてアタマがパンパンになり、眠気が襲ってきて寝てしまいます。

どうしようもない自分。怠け者のただのぐうたらで夫に申し訳ない。

娘といる時間が苦痛だと思うが、なにに悩んでいるのかわからない。

自分を変えるしかないけれど、とても大変なことに思えて、やる前から絶望している、と語ります。

理絵さんがお子さんと楽しめないのは、自分を条件つきでしか愛せないからでしょう。


自分を無条件に愛しましょう。

あなたの赤ちゃんのときの笑顔を「想い出し」ましょう。

毎日、自分を愛する言葉を心に届けましょう。「私はステキ、私は優しい、かしこい、おおらか、親切、愛情深い」と言葉に出して言霊にして、自分の心にしみ込ませましょう。

あらゆる自分をそのままに認めてあげましょう。

毎日、「自分を信じ認める」と声に出して言いましょう。


私もかつては自分が好きでなくて自信もありませんでした。しかし「このままじゃ人生がもったいない」と気づき、変わる決意をし、毎日、優しい言葉を自分にかけていきました。

自分を無条件に愛し始めると、子供への愛も自然にあふれ出します。

第四章　こんなとき、どうする？

4

「お母さん病」の連鎖を食い止めよう

ひとりでもできるメンタルセラピー

ぼくが行っているメンタルセラピーでは患者さん自身が自分で「今の自分に無条件にOKを出すこと」を基本としています。ひとりでもできるメンタルセラピーを提案し、つぎのセラピーまで実行してもらうこともプラスしていきます。ひとりでもできるメンタルセラピーには、

●悩みの書き出し

●1、好きなこと、2、嫌なこと、3、自分はどうしたいのか、の整理

●自分への言葉かけ

●プラスの言葉にチェンジ

●人生のシナリオを描く

という5つがあります。

ぼくは「こうしたらいいですね」「こうしましょう」などのアドバイスはしません。

患者さんの心に問いかけるだけです。

問いかけることで、患者さん自らが自分なりの答えを出すお手伝いをします。

ここからは自分でも日常でメンタルセラピーをしながら、お母さん病の刷り込みを卒業していった方々を紹介します。

役割で生きる母に、小さな娘がチックで反応——麻子さん

麻子さんは娘のみのりちゃんがチック（目をパチパチしたり、一定間隔で首を曲げたりする症状が自分の意志では止められないストレス反応）になってから、自分も眠れない、意欲がわかない、腰痛、頭痛に悩まされるようになって、相談にきました。

夫の実家の近くに越して、ふつうの幼稚園から名門幼稚園に転園して通うようになったら、みのりちゃんがやたら目をパチパチするようになったのです。

幼稚園は名門小学校の受験のため、さまざまなプログラムが組まれているということで

す。

「お子さんがチックのとき、どんな気持ちがしますか？」

「どうしてこんな症状が出るんだろうと、なにが嫌なのか、わからないんです。幼稚園に行くのを嫌がるわけでもないし、わからない。

ああ、チック出てほしくないなあ、というときに出るんです。先生からは『無理に止めないで』『好きなことをさせて、ストレスを与えないように』と言われました。

一番嫌なのはママ友から『みのりちゃん変だよね』とヒソヒソ噂されることです。義母に『あなたが神経質過ぎるんでしょう。もっとおおらかに育てなきゃ』と言われると胸が苦しくなります」

「親御さんの心配が、そのままお子さんに現実に起きてしまっている、と感じるときが多々あります」

「あー、はい」

「起きたら困ること心配するより、起きたらうれしいことに心を配る習慣をつくりませんか？」

「うーん……」

「まずは自分を信じて。そして、お子さんも信じてあげませんか」

「はい」

「夢はなんですか」

「夢……？　みのりのチックが治ること。そして、いい学校に行って、いい会社に入って、いいお嫁さんになること」

「子供に夢を託すと共倒れになりますよ。自分の夢はありませんか？」

「えっ。昔は手芸家になることが夢でしたけど」

「いま夢に向かってますか？」

「いいえ」

「まずは、自分を大切にしませんか」


初回のメンタルセラピーはこのように推移しました。

麻子さんは大手証券会社勤務の父と専業主婦の母のもとで育ったひとり娘。短大を卒業し小さな会社の事務員として働き、かたわら趣味の手芸に打ち込んでいました。建設会社勤務の夫と結婚し、妊娠すると会社を辞め、専業主婦になりました。

子供が4歳のとき、夫の実家の援助もあり、有名幼稚園のある実家の近くの家に引っ越してきました。

夫は学歴の高い一家の長男で、義父母は孫の有名校進学のためにと、都内の文教地区に引っ越してくるように勧めたのです。


麻子さんは幼いときから、学閥が強い会社のなかで勝ち組になりたいと夜中までがんばる父親がいつも不在の家で、娘を外交官かジャーナリストにしたいという母親の夢を実現すべく、勉強に追い立てられつつ、成長しました。

麻子さんは大学受験に失敗して短大に進学。母親は、望むような職業につきそうもない娘に不満でした。短大で趣味の手芸で受賞したときも、ほめてもらえなかったと言います。

お母さん病が刷り込まれて、自分に自信が持てない麻子さんは、再び学歴重視の環境に引っ越してきて、大きなストレスを抱えることになりました。

麻子さんの苦しさに子供のみのりちゃんも苦しくなっているのです。

「〜だからダメ」「〜なら愛してあげる」というお母さん病は、麻子さんのお母さん、麻子さん、そして子供のみのりちゃんへと、３代にわたって受け継がれようとしています。

麻子さんは今、「そのままでいいよ、大好きだよ、生まれてきてくれてありがとう」とみのりちゃんを抱きしめ、自分自身を「お母さん病で刷り込まれたコントロール」、つまり「娘がチックを起こしては困る」から開放すると、連鎖を断ち切れます。

麻子さんが「チックがあろうがなかろうが、生きててくれてありがとう。生まれてくれてありがとう」と愛と感謝に心が満たされることで、新たなプラスの連鎖が始まるのです。

さて麻子さん、自分を開放するでしょうか。

悩みの書き出し――主語が自分でない悩みは消す

麻子さんに悩んでいることを、ごくシンプルに書き出してもらいました。

このときはぼくといっしょに書き出しましたが、ひとりでもできます。

「姑が嫌味を言う」

「娘のチック」

「ママ友のお受験の話題についていけない」

「夫が話を聞いてくれない」

ぼくは提案します。

「自分が主語でない悩みは自分では解決できませんから、消してみましょう」

すると全部消えてしまいました。麻子さんを苦しめていた悩みは、みな「ほかの人」が主語だったのです。

何度も言いますが、相手は変えられません。相手を信じ、変わるかどうかは相手にまかせましょう。そして苦しい思い込みから楽になるよう、自分を楽にすることに焦点を向けましょう。

相手（麻子さんの場合は、みのりちゃん）にまかせると、それだけで自分が楽になります。さらには、相手（みのりちゃん）も伸び伸びとし始めます。

麻子さんは実行してみると言いました。

チックごと娘さんを受け入れましょう

ある日のメンタルセラピーで聞きました。

「私の母は学歴ばかり気にする人で、だから私は母親からは認めてもらえませんでした」

「〜だから愛してあげる、というのは条件つきの愛だね。

まずは自分を無条件の愛で包みましょう。そしてみのりちゃんもありのままに受け入れませんか?」

「ありのままのみのり?　チックでもありのままに受け入れる?」

麻子さんはハッとして、顔が輝きました。

「私がみのりのチックを気にしなければいいのかもしれない」

「気にしないのは、やりにくいかもしれないね。

『気にしない』と否定形で言い聞かせても、否定は潜在意識で認識されにくい。だから、チックでないものへ気を向けましょ。なにに気を向けていく?」

「みのりのチックでないもの?

生きててくれること、みのりの個性に目を向けたいです」

「ステキですね」

その後、麻子さんは、自分に自信がないこと、自分を愛せないということにも気づいていきました。そして、自分を愛し好きになるほうが、みのりちゃんのチック治しより先だと気づき、自分をありのままに愛するという、麻子さんにとっては「未知の体験」を試し始めました。

5回目のセラピーで麻子さんは報告しました。

「先生が大切だと言われた自分への言葉かけを毎日実行しています。

毎日、『私は私を大切にして愛します』と心に届けています。

毎日、『自分を信じ認める』と声に出しています」

そして7回目に、報告してくれました。

「手芸教室を始めたんです。そしたら、みな喜んでくれました。

気がついたら、みのりのチックが消えていました」

言葉かけ（アファメーション）

私たちがふだん意識として認識しているものは「顕在意識」です。それに対して私たちの心の奥底には認識していない、もうひとつ別の意識があります。

それは「潜在意識」です。潜在意識は氷山にたとえると海面より下に沈んでいる部分で、顕在意識よりもはるかに強く、思考や言動に影響しています。

たとえば「今日から人を批判したり白黒つけるのをやめよう」と誓っても、ついつい批判的な言葉が出たり、「あいつよりマシだ」と思ったりしてしまいます。

これは誓ったのはあくまで「顕在意識」のレベルで、深いところの潜在意識はなんら変化していないからです。

ですから人間がほんとうに変わろうとしたら、潜在意識から変えることを考えるのが合理的です。そのための方法が「言葉かけ（アファメーション／肯定的自己暗示）」です。

自分に肯定的な言葉をかけて、潜在意識へ自己肯定感を届けます。

朝の起き抜け、寝る前、日中のひまなとき、ちょっとうとうとしているとき、がお勧めの時間です。「自分が大好き」「私は素晴らしい」などの同じ言葉を、数分間唱えると効果的です。

自分の心に、

唱えるときは、

喜びの感情を込めて、
実現した状態をイメージしつつ、
唱えたあとは、天にゆだねる気持ちで、
がコツです。
また、がんばったり、こだわったりしないほうが潜在意識に届きやすいです。

- **鏡を使って、自分の目を見ながら「私は私を信じる」などと唱える。**
- **毎日同じ言葉を紙に書き出す。**
- **自分で唱えた声を録音して、朝起きたときと、夜寝る前に聞く。**
- **紙に書き出し、目につくところに貼る。**

というやり方も有効です。

こういう習慣をつけて半年ほどで、自己肯定感が増し、自分大好き人間になると、さまざまな興味がわいてきます。「こんなことしてみたい」「あの人に連絡してみよう」。そういった気持ちが出てきたときは、気楽に実行してみましょう。

嫌なことを義務でやる必要はありません

義務と責任で働いていると、体が悲鳴を上げる——勉さん

勉さんは60歳。乾物問屋の婿養子です。先代に見込まれて、その家の娘と結婚。以来、30年、店の繁栄だけを念頭に働いてきました。しかし時代が変わり利益は横ばい。

跡継ぎの息子は、地の利を活かしてスーパーに転身したいと言い出しました。それから勉さんは腰痛で立てなくなり、うつも発症しました。もの忘れもひどくなり、認知症ではないかと不安にかられます（うつになると、記憶力に影響が出ることがあります）。

こんな状態では先代に申し訳ない。役立たずになるなら生きていたくない、とまで思い詰めています。

「腰が痛いときはなにを考えていますか？」

「このまま立てないと、厄介者になる、それは嫌だとばかり思っています」

「自分を責めると悪循環が始まります。腰痛は自分を苦しめる考え方を変えるチャンスととらえませんか」

「息子はおやじは古い、流通や問屋の形態が変わったのだから、いつまでも店にしがみつくな、変われ変われ、と言います」

「息子さんは関係ないですよ。自分はどうしたいのですか？」

「今までの仕事を続けたいんです。経理というか帳簿をつけること」

「それは楽しいですか？」

「仕事で楽しいことなんてありません。まあ、やりがいは利益が上がることですが、あまり上がんないから。

楽しいことはね、そうだなあ、囲碁ですかね。囲碁は段を持ってるんです」

「今、無理してやっていることは少し減らしていきませんか？」

「引退したら息子は喜ぶだろうけど、自分は落ち着かないと思うのです」

「なぜですか?」

「居場所がなくなる気がして」

「居場所は自分でつくり出しませんか」

「はーっ」


勉さんには、仕事をしないと「自己否定」「自己嫌悪」「自責感」がわいてくるというお母さん病があります。「働かざるもの喰うべからず」の思い込みです。

そうやって生きてきて、勉さんは自分がなにをしたいかわからなくなっているようです。

勉さんが心地よいことを探すために、ぼくは問いかけました。

何回も問いかけていくと、だんだん勉さんのほんとうの気持ちが出てきました。

1、2、3の整理

1、好きなこと――囲碁

2、嫌なこと――居場所がないこと

3、自分はどうしたいのか――囲碁を教えたい

勉さんは、何軒か店舗とマンションを所有しているので、そのうちの一軒で囲碁教室を開こうか、と考えました。

人生のシナリオを書いてみませんかと言うと、キレイな碁会所の店舗で、囲碁の相手をしたり指導したり、美味しいコーヒーを振る舞っている姿が描かれました。

ですが勉さんには、そこでまた、できっこないという「自己否定」と、時代に合わなくなったから得意な囲碁に逃げたという「自己嫌悪」「自責感」がわいてきます。

やりたいことを妨げる考えを「書き直していく」お手伝いをしました。

プラスの言葉にチェンジ

できっこない――やってみる

囲碁教室は新しい商売だから上手くいかない――商売じゃなく自分が囲碁を楽しむ

先代に申し訳ない――先代、ありがとう。息子に店をまかせて自分のしたいことをやろう

メンタルセラピーを繰り返していくうちに、勉さんはやりたいことが明確になり、囲碁教室の開設に向けて元気に動き出しました。

人生のシナリオを描く

ぼくはよく患者さんに、なりたい自分をイメージしてもらいます。

なんでも許されるとしたら、どうしたいか。

現実の延長上で、と制限せず、夢の世界の自分のイメージを創造します。

うれしい自分をイメージして、できるだけ具体的に想い描いてもらいます。

何年後に、なにをしていたいか。視覚、聴覚、嗅覚、触覚などの五感を盛り込み、「なにを見ているのか、聞いているのか、感じているのか」まで、イメージを鮮明にしてもらいます。

日常の中で楽しいことを見つけ、やりたいことをやり、生きたい人生のシナリオを描くと、毎日の生活が喜びで満たされていきます。

1日24時間が楽しい時間で満たされれば、体はうつの症状をつくって「少し休んで」「いまの生活がつらいのです」というサインを出す必要もなくなります。自然とうつの症状が消えていくのです。

母親の骨折を機に仕事をやめて、介護うつに――耕一さん

耕一さんは母親とふたりで暮らしていましたが、母親が認知症を発症しやむなく介護を開始しました。

昼間はヘルパー派遣、デイケアで乗り切り、帰って母親に食事をさせ、入浴させます。

5年が経ち、40代なかばになると、介護しながら仕事で成果を出すのは難しく、しだいに出社するのが面白くなくなってきました。

母親が足を骨折し手術をしたとき、病院から「ベッドから出ようとし、止めると騒ぐので周囲の迷惑です。24時間見守りがあるところに行ってください」と言われてしまいます。

どこに転院させていいかわからず、特別養護老人ホームに申し込みに行きましたが、600人待ち。

すぐに母にリハビリをしなければならないと、母親を退院させ、仕事も辞めてしまいました。

その後、家で母親の介護に専念するうちに、1年ほどでうつになりました。

耕一さんの場合も、好きなこと、嫌なこと、自分はどうしたいのか、を問いました。

1、2、3の整理

1、好きなこと——介護

2、嫌なこと——母親が言うことを聞かないこと。介護の効果が出ないこと

3、自分はどうしたいのか——介護を学んで介護職につく

耕一さんはかつては宣伝の仕事をしていたのですが、あまり肌に合わなかったそうです。介護をしてみて、工夫をするとお母さんが楽になり、よい表情をするので、生き甲斐を感じたと言うのです。

「気持ちが沈むときはどんなときですか?」

「母が言うことを聞かないで暴れたりすると、イライラして気分が悪くなります」

「相手は変えられない。でも、自分なら変えられます。お母さんに言うことを聞かせようとし続ける?」

「はっ………。そうか、自分のペースを押し付けていました。母のペースに寄り添ってみます」

「自分がこれからしたいことは？」

「介護職につくこと？

そうです。そうです。介護を仕事にすればいいのだ。

あ、そうか。

わたし、ヘルパー研修に行ってみます」

耕一さんは、お母さんをデイサービスとショートステイに預けて、介護を学び出しました。

「責めない、叱らない、諭さない、不快にさせない」という認知症介護の原則を学び始めたそうです。

「母の笑顔がどんどん増えている」と、耕一さんもステキな笑顔で報告してくれました。

不登校は子供の心のメッセージ

子供が不登校、自分はうつと診断されて――さやかさん

精神科に行って薬を飲み続けてもよくならない。なにかが違うと、フラワーエッセンス、オーラソーマ、カラーセラピーなどで、自分の感情や精神面の問題を探っていく人がいます。さまざまな体験をしつつ、ここを訪れる方もいます。

さやかさんは、両親に褒められたという記憶がありません。

厳しいしつけのなかで育ち、結婚して、子供が生まれて気分の波が出てきました。

気分が高揚しているときは、活動的で積極的に家事もこなしますが、落ち込むと、「自己否定」「自己嫌悪」「自責感」で、心身が苦しく寝込んでしまいます。

精神科で双極性障害と診断され、薬を飲んでいました。

夫は穏やかな人ですが、さやかさんの気分の波に翻弄されると、ときどき爆発してしまい、さやかさんを責めました。

子供が小学校に行き出して、不登校ぎみになると、さやかさんは自分で自分の不安定さをなんとかしたいと思い、鍼灸に通い、フラワーエッセンスを学び出しました。

そして薬を少しずつ減らしていきました。

しかし、子供が学校に行かず、家でゲームばかりしているのを見るとイライラします。

さやかさんに問いかけます。


「どうなりたいですか?」

「子供がゲームばかりしているのを見ていると、イライラしてしまって……」

「どうしてかな?」

「自由で楽しそう」

「お子さんの自由で楽しいのを見て、なにをイライラするのかな?」

「学校に行かないのに、したいことしていいの、って」

「さやかさんは自分のしたいこと、してる？」

「自分の……？」

本格的にフラワーエッセンスを学びたいけど、家族優先で行動しています」

「さやかさんも、自分のしたいこと大切にしてみませんか？」

「自分のしたいことしていいんですか？　だれかの迷惑になりませんか？」

「自分のしたいこと我慢してイライラしているお母さんと、自分のしたいことして笑顔のお母さん、どちらがいい？」

「自分のしたいことして笑顔のお母さんがいいです」

「お子さんが学校に行くかどうかは、だれが決めたらいいですか？」

「息子が学校に行かないと、大人になって仕事につけないんじゃないかって不安になります」

「その不安は役に立っていますか？」

「えっ？」

「親御さんの不安が、お子さんで現実化してること、ありますよ。

起こると困ること心配するより、起こるとうれしいことに心を配る習慣をつくりませんか？」

「はーっ」

「さやかさんは学校好きでした？」

「私は好きでしたよ。授業は面白くなかったけれど、友達がいて、部活があって……」

「そうですか。学校に行きたくないお子さんを学校に行かせるとどうなります？」

「息子、苦しいですね」

「お家は安心、リラックスの場所にしましょ。息子さんが学校に行きたくなったら行ってもらいませんか」

「行く気になんてなるんでしょうか」

「行きたくないところに押し込みます？」

「いや、それは……」

「お子さんを信じてますか」

「信じてますよ。でも将来が……」

「それって、信じてるって言います？」

「信じて……ないですね」

「まずは自分かな。自分を信じて。そしてお子さんも信じて」

「自分を信じるんですか？」

「自分を疑って、いいことあります？」

「それはない……、ですね」

「柔軟性も大切にね。自分を信じて。

うれしくない方向と思ったら軌道修正」

「柔軟性……。軌道修正ですか？」

「お子さんを信じて、お子さんの人生はお子さんにまかせませんか？

まずは自分に集中しませんか？」

「自分に集中ですか」

「自分は自分でいいんだと、絶対的に肯定して、自分のやりたいことを選んでいいんだ、人生を楽しんでいいんだと、人生を味わっている背中をお子さんに見せませんか？」


さやかさんは、メンタルセラピーを習慣にしていきました。

悩みを書き出し、主語が自分でない悩みは消す。
毎日歩く、毎日自分に肯定的な言葉かけをする。料理を楽しむ。

ぼくとは1、2、3の整理をして、悩みを整理していきました。

1、好きなこと――心理療法やセラピーを学ぶ
2、嫌なこと――子供にイライラすること
3、自分はどうしたいのか――子供をそのままに受け入れ、自分の好きなことをして、自分を好きになり、子育てを楽しむ

少しずつさやかさんは変わっていきました。

「雨が降っていても嫌じゃなくて、自然の恵みなんだと思えて」
ということを言い、息子さんが家にいても、リラックスしながら過ごしていると報告してくれます。

「子供といても、自然体でいられるようになりました」

そして、半年ほどして、ご自分から「卒業します。先生に会えてよかったです」と卒業を宣言されました。

息子の引きこもりで人生が変わる――里美さん

宗太郎くんは15歳から不登校。

母の里美さんは書道とパソコン教室の先生で地域のリーダー。学校の保護者の会の役員なども務めています。母親が地域の実力者ということで、宗太郎くんの不登校では先生が訪ねてきたり、保護者会のほかの役員が心配して宗太郎くんに働きかけたりしました。

それが裏目に出たようで、宗太郎くんは、部屋のドアを釘で打ちつけて、家族の前にも姿を現さなくなりました。

食事を部屋の前に置いておくと、夜中に窓から出て家に入り直し食べているようです。

母親の里美さんが、思い詰めた顔をして清水坂を上がってきました。

「学校に行かなくなったきっかけは、よくわからないんです。ただイジメというか、友達に『お前のかあちゃん、パソコン先生か』とからかわれたことがあるみたいです」

「お家は安心、リラックスの空間になっていますか」

「息子が心配で心配で、いても立ってもいられないんです」

「お母さんが心配顔でいると、お家の緊張感はいかがでしょう」

「息子の前ではつとめて笑顔でいるようにしていますけど……」

「つくり笑顔はもったいないかも。

息子さんはなにがしたいんでしょう」

「えっ。息子がしたいこと？」

「まずは自分を笑顔にしませんか？

里美さんの好きなことはなんですか？」

「書道やパソコンを教えることだったのですが」

「ですが……？」

「このごろはどうも……。

生徒さんが多くなってきて、私は生徒さんから、書道展の選考でひいきしているなどと、根も葉もない陰口を言ったりされ、生徒さん同士がもめたり、苦しいことが多いです。でも始めたことですし」

「始めたからには続けなくちゃいけない、と思っていませんか？」

「はい、やめたら、それ見たことか、と余計悪く言われます。保護者会の人にも信用がなくなるし。息子だってもっと言われるかも……。

それに『あなたには無理だ』と教室を開くのに反対していた私の母にも、ほら失敗した、と言われるのが悔しい」

「悔しさで生きていると、もったいないかも」

「ええっ？　あれーっ、私、真面目に学ぼうとする生徒さんのために教えていますよ。でも、まあ、みな趣味で習っているわけで、真剣なわけじゃないのよねえ。

そうかもしれない。世間体とか、周りの評価が下がるのを恐れて、教室を続けているのかも。そうかもしれないですね」

「息子さんが学校に行くかは、だれが決める？」

「え、学校に行くのがあの子のためではないですか？　学校で教養を身につけるし、友達や人間関係をつくることも大切だし……」

「息子さんはなにを望んでいる？」

「息子の望みですか。話し合ったこと、なかったです」

「お母さんを、やめませんか？」

「ええーっ」

「他人の子供に『学校行かないとダメよ』と言いますか？　言わないのだったら、自分の子供にも言うのやめませんか」

「それで息子はちゃんと育つでしょうか」

「ちゃんと、しっかり、きちんとは、しんどくなっちゃう言葉かな。

息子さん信じてる？」

「えっ、宗太郎を信じてる？　んー、信じたいですけど……。

信じてないですね」

「息子さんを信じて、息子さんの人生は息子さんにまかせ、まずは自分に集中しませんか？」

「自分に集中ですか？」

「これからどうしたいですか？　なんでも許されるなら、なにしたい？」

「うーん、わからない。私はなにをしたらいいんでしょうか」

「なにをしたらいいかは、苦しい質問かな、いいか悪いかより、自分がうれしいか、幸せか。自分がなにをしたいか、正解はないのではないでしょうか」

「正解はない……。

なんでも許されるとしたら……、お遍路さん」

「お遍路さんを妨げるものはなんですか」

「お金の問題もあるし、教室もあるし、息子のことも、だんなのこともあるし」


メンタルセラピーはそれぐらいにして、里美さんに悩みを書き出してもらいました。

里美さんの悩みは、

息子に学校に行ってもらいたい。

夫に息子と向き合って話しをしてほしい。

自分の塾の生徒たちに、自分が誠実に教えていると理解してほしい。

生徒たちにえこひいきなどないと信じてほしい。

母親も夫も、自分を信じて助けてほしい。

自分は落ち着きたい。

最後の一行だけが自分が主語、あとはすべてほかの人が主語でした。

ほかの人が主語の悩みは手放す、と言うとびっくりしています。

しかし、それが自分が落ち着くための一番の方法だと、里美さん納得です。

そこで、好きなこと、嫌なこと、自分がどうしたいのか、の整理に取り組んでもらうことにしました。

1、好きなこと——わからなくなった
2、嫌なこと——子供の顔を見られないこと
3、自分はどうしたいのか——四国八十八寺のお遍路さん

里美さんは生徒さんたちの攻撃で、ほんとうに教室を開くことが夢だったのか、教えるのが好きなのか、わからなくなっていました。

里美さんは母親からなにかしようとすると「あなたには無理、失敗する」「世間や評判が怖いから、目立たないようにしなさい」と、世間は怖い、自分を信じるな、と否定的な見方を、刷り込まれてきました。

そのお母さん病から脱出するときがきました。


自分を信じましょう。

親子関係、パートナーとの関係で「いい、悪い」の評価をはずしましょう。

相手への期待は手放し、相手を愛しましょう、信じましょう。

他人のためより、まずは自分のために生き、その喜びをまわりの人にシェアしましょう。

義務や責任で考えず、自分が「うれしい」か「幸せ」かで選び直しましょう。

毎日のように自分を認める言葉を言いましょう。

居心地のよい場所にいましょう。

毎日散歩して、自然の恵みをいただきましょう。


里美さんはそれらのメンタルセラピーを日々実践していきました。

ひとりで書道をする時間を大切にしました。毎日近所を1時間くらい歩きながら、花や木をながめ、空をながめ、生きている幸せを想い出していきました。

3カ月して里美さん、書道塾やパソコン教室を閉めて、長年憧れていた四国の八十八寺のお遍路さんに行くことにしました。

息子は、置いてあったお金で食料を買い、生活し始めました。母親がいないので、昼間部屋から出て来て暮らすようになりました。夫も、食事のこと、洗濯のことから始まって、息子と話すようになりました。

寺めぐりの日々、息子から携帯メールが届くようになり会話が始まったそうです。お遍路から帰ると、息子はパソコンを教えてほしいと言い出し、里美さんに習い始めたそうです。

里美さんはパソコンと書道の教室を再開しました。書道を始めたころの喜びがよみがえり、自分も楽しく書道に邁進しつつ、教えているということです。

「お母さん病」が「お母さん病」を呼ぶ

モラハラ夫と離れて笑顔に――舞さん

「夫が私の後輩で部下の女性と不倫関係に。私も同じ事務所で働いているので針のムシロです」

と言うのは舞さん。ウエブデザイナー同士で結婚、独立して小さな会社を立ち上げました。結婚するとなにかとつらく当たる夫でしたが、舞さんが妊娠出産し、育児が大変になって、もうひとり人員を増やすことになりました。そこで舞さんの学校の後輩が入社して2年で夫と不倫関係に。

「事務所は家の1階です。朝起きて、後輩と夫の顔を見なければならないと思うと、体が震えるようになってしまいました」

「体が震えるとき、なに考えている？」

「ふたりが隠れて会っていることです」

「夫がどうするかはだれが決めます？」

「それは夫ですね」

「舞さんはどうしたいですか？」

「夫に結婚前の優しい夫に戻ってほしいです。子供にもウルサイと怒鳴らないでほしい。後輩との関係をやめてほしい」

「夫が変わってくれたらうれしいだと、いつになるかわからないですよ。相手は変えられない。でも自分はいくらでも変えられる」

「えっ、不倫でもいいのですか？」

「ここは裁判所じゃないです。いいか悪いか、正しいか間違っているかは置いておいて、自分がうれしいか、幸せかで、苦しみからの開放の道を、選び直しましょう」

「うれしいか、幸せか……。正直、夫といるのは苦しいです。

結婚するまで、優しくすごく情熱的だったのに、結婚したら急に人が変わって怒りっぽくなって。なにに怒るかわからないんです。スパゲティがアルデンテ（ちょっと硬いゆで加減）でないと怒って口を利かないとか、くだらないことで怒るんです。お金も自分のことには、どんどん使うんです」

「夫とどうしたいですか？」

「夫とはいっしょにいたくないです。でも……」

結婚までの経緯は、あるキャラクターデザインで名をあげた舞さんに、夫が近づいてきて、口説き落としたということです。

夫は「モラルハラスメント夫」というお母さん病であり、いつも怒りを溜めてしまい、それが内心の自信のなさだと気づかないタイプだと思われました。

舞さんにこれからどうしたいかを聞きました。

「事務所から離れたいんですが、会社は私のキャラクターデザインの仕事で持っているから、自分がいなくなったら、夫と後輩はやっていけないのではないかと」

「夫や後輩の人生はだれが決めますか？　まずは自分に集中しませんか」

「でも、悪いほうにばかり考えが行くんです。夫と後輩がダメになるのではないか、それも私の責任だなんて、へんですよね」

「夫や後輩の人生は相手を信じてそれぞれにまかせて、まずは自分を満たしてあげませんか」

「事務所から離れたいですけど、なんだか、自分がすべて悪いと思える」

『けど、けど』言っていると満たされませんよ。自分がすべて悪いと思うの、続けますか？」

「続けたくないです」

「自分を責めるのと、自分を許すの、どちらを選びますか」

「自分を許したいです」

『許したい』って言ってると遠いかも。

自分を許す、と許さないだったらどちらを選ぶ？」

「自分を許します」

「自分を許した舞さんはこれからどうしたい？

なんでも許されるとしたら、どうしたいですか」

「親は、もう、離婚して帰れと言うんですが、子供が小さいから親に世話にならないと生活していけないでしょう。

それも嫌で悩みです」

「親は親、自分は自分。自分はどうしたい？」

「夫と別れたい」

舞さんは涙を流しました。

今まで溜めていた思いがあふれ出したようです。

「あなたの夢の人生を描いてみましょう」

「海辺の家で、子供と暮らしながら、好きなキャラクターデザインをしている。ステキな子供のいる友達が来て、子供同士が遊んでいる情景です」

それから舞さんは、問題の解決方法を自分の喜びという視点で選び直し始めました。

そして離婚することを選択しました。

舞さんも、舞さんの夫も後輩もお母さん病です。

夫にとって舞さんは才能あるあこがれの人、しかし舞さんはそれゆえに、夫の嫉妬の対象になってしまいました。後輩も同じです。

内心の自信のなさが、才能ある人より優位に立つことで一瞬、埋まる、それが麻薬のように、ふたりの癖になってしまったのです。

舞さんが離婚することを選んだことで、夫との対話が始まりました。

夫から謝罪の言葉があり、後輩と別れるという話が出ましたが、舞さんの心は動きませんでした。

「結婚してくれてありがとう。これからは自分の人生を大切にします。子供に会いたいときはいつでも会って」と夫に伝えたそうです。

事務所をふたりに渡し、舞さんは海に近いアパートに引っ越しました。

前に較べるととても狭い部屋ですが、お子さんをおぶいながら、キャラクターデザインをして、幸せに過ごしているそうです。

お子さんをおぶう自分をモデルにして、新しいキャラクターも考案したということも報告してくれました。

つぎは夫と後輩がお母さん病から脱出するチャンスが、巡ってくるかもしれませんね。

第五章

心と体、ダブルで治していきましょう

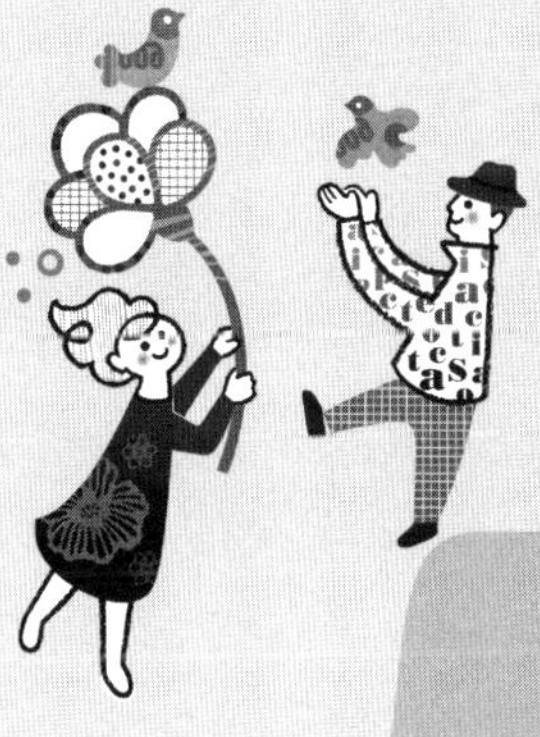

5

体が気持ちいい状態を「想い出す」

体の声を聞きましょう

「失敗した、会社をクビになる」

「ああ、もうダメ、愛は終わりだわ」

「謝るか、裁判するべきか、どうしたらいいんだろう」

大きなストレスにさらされているとき、顔色は真っ青です。実はそのときは胃も血が巡らず青白くなっています。

なぜでしょう。それは心が危機感を抱くと、体も闘いモードに入って、交感神経が優位になるからです。

原始時代、人は野獣から襲われる危険のなかで暮らしていました。襲われたとき、闘うか、あるいは素早く走って逃げるか。どちらにせよ、手足の筋肉を動かし、心臓に血流を集めなくては、と体は反応しカチャッと闘いモードになります。

胃や腸を動かすのは、野獣から逃げてからでいい。ですから胃や腸を動かしリラックスする副交感神経は、お休みします。

闘いモード（交感神経が優位なとき）は、闘うか、逃げるか、どっちにも対応できるよう筋肉に力が入ります。

そうやって危機を回避し生き残ってきたのが私たちの祖先。その祖先のＤＮＡを受け継いで、私たちは進化してきたのです。

ストレスを受け続けて、いつも闘いモードでいると、交感神経ばかりが興奮して、副交感神経はゆるみ過ぎ、自律神経全体が乱れてしまいます。

闘いモードが続けば、いつも筋肉が緊張している状態になるので、肩こり、腰痛、頭痛が出てきます。

ですから患者さんには、考え方を変えていくのと同時並行で、自律神経免疫療法で体をほぐして、体のほんとうの心地よさを「想い出して」もらっています。

自分を大切にすることを「想い出す」。

体がリラックスして気持ちよい状態を「想い出す」。

この両面から「心身ともに心地よい状態を想い出す」ことでピンチをチャンスにして、マイペース、喜びペースで生きていくことを想い出してもらいます。

自律神経免疫療法とは

「自律神経のバランスがくずれることによって免疫が低下し発症する、それが病気。したがって、自律神経のバランスを整え、免疫を高めれば病気を治すことができる」。この理論を立てたのは、免疫学の大家の安保徹先生（新潟大学名誉教授、著書に『免疫革命』など）と福田稔先生（福田医院院長、著書に『人間は、治るようにできている』など）です。

安保先生と福田先生は体の免疫をつかさどる血液のなかの白血球に注目し、白血球のなかの顆粒球《かりゅうきゅう》、リンパ球の変化と病の関係を研究されました。

無理な生き方が続くと、交感神経が刺激され、顆粒球増多が起こります。多過ぎる顆粒球は、胃炎や歯周病などの炎症の病気を引き起こします。反対に、副交感神経が優位過ぎると、リンパ球が増加して、アレルギー疾患にかかりやすくなります。

リンパ球の比率が低い人（35％未満）は交感神経優位です。

リンパ球の比率が高い人（41％より上）は副交感神経優位の状態にあります。

ですから湯島清水坂クリニックでは、リンパ球と顆粒球の数値をはかりつつ、鍼灸、温熱などの療法を行って、血液の理想的な数値（リンパ球比率でいえば35〜41）を目指していきます。

また低体温であれば、36・5度に改善していきます。

具体的には体表に現れている反応点（筋の緊張・膨隆《ぼうりゅう》・圧痛《あっつう》・むくみ・冷え・熱感《ねっかん》・陥下《かんげ》などのツボ）に注射針や磁気針、鍼、灸などで刺激をし、自律神経を調整していきます。これが自律神経免疫療法で、湯島清水坂クリニックでは、鍼灸師さんに全身の血行改善をお願いしています。

患者さん自身にも、食生活、運動、体の冷えを取るなど日常生活を改善して、ご自分でも自律神経のバランスを調整するよう指導しています。

我慢や焦りで発疹が――雅彦さん、たまきさん

雅彦さん（23歳）は、あこがれのテレビ界に録音助手で入って意気揚々、ところが研修

期間もなく「見て覚えろ」とミキシング室に配置され、失敗ばかり。とにかく技術を覚えたいと、勤務があけてもミキシング室に居残り、他チームの見習いをしていました。ろくな食事もとらず、睡眠もバラバラ。やがて、体に湿疹が出るようになりました。湯島清水坂クリニックにやってきて、

「なんとか、仕事を続けさせてください」

と言う雅彦さん。

「ぼくは仕事を辞めろ、とは言わないですよ。だれの人生です？　仕事を続けるも辞めるも喜びで」

「ええっ!?　喜びで…？

1回俳優さんの声に、パトカーの音をかぶせちゃって、ディレクターから怒鳴られました。もう失敗できないって、緊張しています。早く仕事を覚えなきゃ、っていつも焦ってます」

「湿疹はなにを教えてくれている？」

「焦ってるって」

「焦りをゆるめましょ。緊張は役に立ってる？」

「立ってないです」

「失敗しない人はいる？　わからないことは知っている人に聞いていきませんか？　相談上手、お願い上手になりませんか」


たまきさんは、貿易の事務をしています。

ある日、人事部長から呼ばれ、たまきさんの新しい上司はうつから回復したばかりだから、あまり無理させずにベテラン社員のたまきさんが面倒をみてほしい、と頼まれました。

上司はため息ばかりで、たまきさんの仕事が増えてしまいました。

「病気じゃ仕方ない」とじっと我慢しますが、仕事の量が減るわけではありません。そのうえ、「ちょっと具合悪いから、お弁当買ってきて」と、さも当たり前のように言う上司の態度にもむかつきます。

「我慢我慢」と言い聞かせて、応援が欲しいということも言い出せないでいました。そんな日々が続き、たまきさんは頭痛とアトピー性皮膚炎を発症しました。

雅彦さん、たまきさんには、「体の声を聞いてみませんか」と提案していきました。

体の声が「疲れている」だったら心配、不安、イライラをくっつけずに、いつもより体を休ませましょう。

体の声が「悩んでいる」だったら、「正解はないよ、なんでも許されるならどうしたい？」と問いかけます。

頭痛薬がどんどん増えていくと相談されれば、「頭痛はなにを教えてくれている？」と問いかけます。

現代人は薬が治してくれると刷り込まれていますが、それは本来不自然なことです。不自然なことをしていると、体が症状を出して教えてくれるのです。

自然とともに生きてきた人間の生活をイメージしてもらい、食生活を変え、運動をすることも提案していきます。

自律神経免疫療法で血流改善

雅彦さん、たまきさんは、長いあいだ、「〜でなければならない」のお母さん病で苦しい生き方をしてきたところに、焦りや我慢が続き皮膚に症状が出ました。

焦り、我慢を続けると、胃腸の症状、がん、高血圧、アトピー性皮膚炎が出てきやすい状態になります。

これは自律神経が失調していることを体が治そうとしている反応なのです。

雅彦さん、たまきさんは　自律神経免疫療法で血流を整えつつ、自律神経の失調を調節していきました。

ふたりは日常でも体の声を聞き、生活習慣を変え、周囲にも「自分を大切にしていく」と伝えました。

具体的には、仕事を焦りではなく喜びでやる、あるいは仕事を減らしたり、休みを取ったり、応援を頼んだりして、自分を楽にしていったのです。

雅彦さんは会社に交渉して、「見て覚える」ほかにわからないことは、上司に具体的に指導してもらうようになったということです。たまきさんも人事部長と状況を相談して、人員を増やしてもらいました。

そうやってふたりの皮膚の症状は、次第に消えていきました。

自然に添うことを忘れている

冷暖房のある環境、車や電車での移動、買物は宅配、ビルのなかでコンピュータを相手に仕事。体を動かさない便利な生活ですが、日本人がこんなに体を動かさなくなったのは、ここ60年ぐらいのこと。自然と触れ合わなくなったのもここ60年ぐらいのことです。

縄文時代は、女性が老人も交えた家族のだれにも食料が行き渡るよう調整し、家族の信頼関係や協力関係ができるようにリードしていく、母性原理の社会でした。

人類が誕生して何十万年の間、筋肉を使う活動的な生活に合わせて、人間の心身はできあがってきました。工業化した60年ぐらいで、人間の体がガラリと変わるわけがないのです。

ストレスの面から見ても、太古の人々は伸び伸びしていました。

2分ごとに出る地下鉄もなかったし、即座に買える株式もなく、未来を先取りする商品開発も厳しい競争もなく、時間もゆっくり流れていたでしょう。

太古の人々は、ストレスもある限度を超えずに暮らしていけたと思います。

現代人はアタマは使い過ぎ、体は使わな過ぎで、大きな無理がかかっています。「ストレスフルな現代」と言うのは、体と心の両面で患者を統合的に診る、統合医療から見れば、まったくその通りなのです。

また、大家族がなくなり、親戚との交流もとぼしく、高学歴社会で友達と遊ぶ暇もなく人間関係といえば親だけで育つ、というのも現代人の大きな問題です。

親の考え方、生き方だけが刷り込まれてしまうのです。

それが苦しい考え方、生き方だったら、苦しい生き方が連鎖していくのです。

ぼくは自律神経を正常に保つのは、「自然に寄り添って生きる」ことだと思います。

そういう現代において、自律神経を正常に保つのは、マイペース、喜びペースに生きることです。オーバーペースで生きると病気が過剰だよと教えてくれます。


だれもが、生きているだけですばらしい存在。その、ありのままの自分を認めることが大切です。

ありのままの自分で、素直に喜びを感じて生きることが、健康な生き方です。

緊張ばかりで過ごしても、だらだら過ごしてもストレスになる

人間は心で感じ、体を動かしますが、これまで解説してきたように、体の働きをつかさ

どるのは自律神経です。自律神経には交感神経と副交感神経があり、交感神経は緊張で働き、副交感神経は内臓を動かし、心身をリラックスさせます。

いろいろと考察してきましたが、人間の体は、交感神経が優位になり過ぎても、副交感神経が優位になり過ぎても、どちらもダメージとなることがわかっていただけたでしょうか。

一日中緊張して過ごすのも、ダラダラと退屈に過ごすのも、同じように心身にはストレスになるのです。

「ちょうどいい加減」が大切なのです。

交感神経、副交感神経が過度に優位になると、以下のような病気、症状が起こってきます。

過度な交感神経優位

体の状態――血圧は上昇、気道は拡張、体温は低く、呼吸は浅く速く、活性酸素は多くなる

症状・病気――血行不良、冷え、肩こり、腰痛、がん、高血圧、糖尿病、関節リウマチ、

潰瘍性大腸炎など

過度な副交感神経優位

体の状態――血圧は下降、気道は収縮、体温は高く、呼吸は深く遅く、活性酸素は少なくなる

症状・病気――うつ病、アレルギー反応、皮膚炎、花粉症、ぜんそくなど

体調がよくなる食事習慣をつける

うつも心身症も、自分自身で「体から治す・そのための習慣をつける」という発想をしていきましょう。

ぼく自身は「考え方を変えること」と「食事や運動を含む生活習慣の改善」の心身両面からの改革で、うつを卒業しました。

心、体、このふたつの面は、車の両輪のように、どちらも大切です。

自然な食に帰ることは自分を愛すること

この世にたったひとりの自分を、自分で認め、愛していく。「お母さん病」からきた「自己否定」「自己嫌悪」「自責感」があれば、それがうつを脱出する機会ととらえましょう。

ぼくはピンチに陥り、自己変革を始めましたが、「生活習慣の改善」も自分で開拓していきました。

それまで、ぼくは酒を飲み、肉や油っぽいものを食べ、缶コーヒーや精製した砂糖や糖液の入った飲料水をガバガバ飲んでいました。

甘い飲みものを飲み続けると、血糖値が一気に上がりそして下がり、また甘いものが欲しくなるという、低血糖症に陥ります。

低血糖症は、気分がふさぐ、朝起きられないなどの不調をもたらします。これは精神疾患とされている人にも多く見られます。

健康を自分で取り戻す、と決意したとき、食生活にも目が開きました。

すぐさま実行したことは1日に果物4種類を含め、植物性食品を9種類取り、あとは玄米を食べる、というアメリカで始まった果物中心のナチュフルハイジーンの食生活です。

ナチュラルハイジーンとは1830年代、薬や手術を主流とする西洋医学に疑問を抱いた医師たちによってつくられた、健康理論です。

その骨子はシンプルで「健康のために必要な条件を体に与え、有害なもの、体を傷つけるものは体に与えないことで、体の環境を清潔に保つ」というもの。

自分を大切にしよう、という「発見」のあとですから、その考え方はとても自然に心に入ってきました。そうだ、体にいいことをしよう、ぼくはワクワクして取り組みました。

ナチュラルハイジーンでは、「健康」「活力」「強さ」「前向きな姿勢」は、自然と調和したライフスタイルを重視することで得られるとしています。

そのために必要な条件として、

「新鮮な空気や水」「体の生理機能上ふさわしい食事」「十分な睡眠や休養」「適度な運動」「日光」「ストレスマネジメント」

をあげています。

私たちは、地球に住み、地球に適応して、地球からの恵みで生かされている、そのことに感謝することが、心身の健康にとって大切なのです。

無理はしない、喜び重視の食生活を

ぼくが楽しんで取り組んだ食生活の変更は、以下のことです。

朝食は、食べないか、3、4種類の果物だけ。

昼食と夕食は、果物と野菜、玄米ご飯。

間食したいときは、野菜、果物、ナッツなどを食べる。

薬物、タバコ、アルコール、コーヒー、紅茶のカフェイン飲料、過剰なたんぱく質、赤身の肉、乳製品、過剰な塩分、加工食品と砂糖は、さける。

午後8時以降は食べない。

食べ方は先に果物を食べ、30分ぐらいしたら野菜、つぎに玄米ご飯を食べる。


食生活を変えて最初に現れた変化は、就寝中に目覚めることがなくなり、朝すっきりと目が覚めるようになったことです。

体調がよくなり、体重も2カ月で20キログラム減少。

体がどんどん軽くなり、夜もいろいろな勉強会や交流会に参加するようになりました。

体によいものを食べ、健康になると、体の内側にエネルギーがみなぎってくるのが実感できます。

今では、講演会後の懇親会でお酒を楽しみ、肉が出れば食べます。

「〜でなければならない」の意識で始める食生活改革では、喜びがなくなります。玄米菜食も、病気が治るまでの短期決戦でなく、一生続けられる無理のないペースがお勧めです。

食生活も、あくまで自分が楽に気持ちよく生きるためのものです。

体重の30分の1の水を飲み20分の散歩を

15分きざみでスケジュールを書き込むビジネスマン。実績をあげるためには、総力戦で食事はどうでもいい、まして水なんて、と動き回っているうちに水分不足で体から、毒が排出されず、肩こりやアレルギーになる人も多いのです。

1日に必要な水の量は体重の30分の1。体重60キログラムの人なら2リットルが必要です。こまめに水分をとりましょう。

また体を動かすことも大切です。

自分を変えると決めて、ぼくは1日20分以上歩くことも始めました。

太古の昔は、必要に応じて何キロでも歩き続けていたのでしょう。

「歩かなくちゃいけない」ではなく、歩きたいときに歩く。好きな有酸素運動もマイペースで続けましょう。

第六章

女性性が世界を幸せに変える

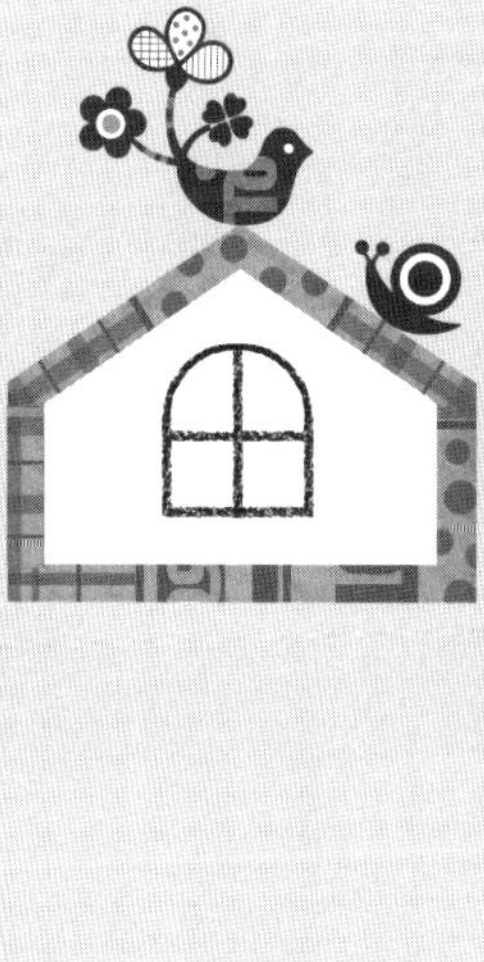

6

惜しみなく分け与える母性の力

お母さん病とは、悪いお母さんのために被害を受けた、ということではなく、経済優先の時代に、幼いころから「〜じゃなきゃダメ」と条件つきの愛で育ち、自己否定、自己不信の思い込みが、深く心に沈んでいる状態のことを言います。

そういう心の状態を表すのに、「お母さん病」と呼ぶのが一番わかりやすいから、名づけただけで、母性を否定するつもりは毛頭ありません。

それどころか、育てる、惜しみなく分け与える、喜びの献身が「女性性」で、女性性こそが地球や人類の未来を幸せなものにしていくと信じています。

ぼくは、子供を育て、喜びの献身をしているお母さんほど、輝いているものはない、と思っています。

人間にはもともと、だれにも「男性性」と「女性性」の両方が備わっています。競争や奪い合いの「男性性」と共生や受容の「女性性」です。だれもが持っている女性性ですが、今それが、男性原理の社会に侵食されて、抑圧されています。

資本主義経済が行き詰まり、環境があやうい現代、幸せを開くのは男性も女性も自分のなかにある女性性を開放していくことが鍵だと思います。

男性は変わりづらい、それなら女性と子供から変わっていこう、と行動を始めた人たちがいます。

母子家庭で幸せ――あかりさんと子供たち

ギャンブルとアルコール依存の夫と8年暮らし、うつ、自己免疫疾患になったあかりさん。

離婚し、6歳と4歳の2人の子を連れて母子生活支援施設（母子寮）に入りました。そこには離婚した母子が3組暮らしていましたが、なかにはDV夫から逃げている母子もいました。あかりさんは、母子寮で半年ほど静養し、静養中に弟さんの勧めで、メンタルセラピーにやってきました。

「人を変えたい、という思いは、手放すのがお勧めですよ」

と問いかけると、あかりさんは、

「私の心にはまだ、怒りがあります。

どうしてわからないの！　って言いたい。別れたとはいえ、子供たちの父親ですし、夫に依存症を治してもらいたい。気がついてもらいたいです」

「怒ってると自分の体がボロボロになりますよ。相手は変えられない。でも自分はいくらでも変えられる。怒りを持ち続けますか？」

「怒りは……、持ち続けたくない……」

「相手のためでなく、自分のために怒りを手放しませんか？」

「えっ、どうやって、怒りを手放すんですか」

「怒りも許しも、自分がうれしいほうを選び直しませんか」

「はー、許しですか……。あんな夫を選んだから、って自分も責めてます」

「まずは自分を許しましょ。毎日、自分に『そのままでいいよ、ありのままでステキだよ』と言葉をかけてみましょう」

「はい、やってみます」

それからあかりさん、どんどん明るくなっていきました。

あかりさんが暮らす施設での、母親同士の交流がさらに、あかりさんをサポートしていきました。

2組の母子家庭の母親は仕事に出ているので、静養中のあかりさんはほかの家族の買物を頼まれたり、子供を預かるようになっていきました。

そして子供が寝た横で、母親たちのお茶のみ会が始まりました。

DVを受け続け、自己卑下に陥ってしまったお母さん、これから子育てが不安なお母さんとあかりさんの3人、自分たちで幸せな生き方を実践しようと話し合いました。

あかりさんはうれしそうに言います。

「ここで受けたメンタルセラピー、役に立ちましたよ。

子供のために働く、子供のために『～しなければいけない』という思いでなく、まずは自分のために生きよう、と私が言い出しました。

お互いの夢を語り合ったり、なりたい自分のシーンを話し合いました。自分を軸にして考える訓練ですよね。

母親たちが笑い合うようになって、子供たちも明るくなってきました」

母子家庭3組で、お弁当を持って公園に行き、子供たちは伸び伸びと遊び、母親たちもリラックスしてくつろぐ、そんなひとときがしみじみ幸せだそうです。

男性原理の社会の行き詰まり

巨大台風、ハリケーン、異常な寒波。異常気象が地球を覆っています。

これは産業革命以降の、利益追求で地球を痛め続けた結果かもしれません。

9・11以降、テロの危機が高まり戦争が起き続けています。

3・11の東日本大震災と原発のメルトダウン。

これらの危機は、「正義か悪か」「効率か自然か」の闘いの結果です。

正義か悪か、自然を守るか、エネルギーを効率よくつくり競争に勝つか、この男性論理で動くことで世界は行き詰まりました。

平和をもたらす女性性

現代の行き詰まりを開くのは、競争や奪い合いの「男性性」ではなく、共生や受容の「女性性」だと思います。

もともと男性の脳と女性の脳は違うのです。

男性の脳は狩りができるよう発達してきました。遠くまで見通せるよう、また方向感覚を間違わないよう、左脳と右脳が分かれています。

男性にくらべて、女性の脳は右脳と左脳をつなぐ脳梁が太くなっています。

太古の薄暗い洞窟で、家族のだれがおなかをすかせているか、健康を害しているか、機嫌がよいか悪いか、家族の顔色や表情を見て判断できるように、右脳と左脳をつなぐ脳梁が太くなっていったのです。左脳がつかさどる論理や言語と、右脳がつかさどる感情や直感がつながりやすいのです。

その女性の特性で、男性の取ってきた獲物を、老いて働けなくなった老人にも、障がいを持つ家族にも公平に分け、一族が安心して暮らしていけるように、家族の中心になってみんなの健康と平和に貢献してきたのです。

女性はその無償の献身、女性性で、家族を大切にし、人類の命をつないできたのです。

みんなが「お母さん病」に気づけば社会が変わる

あふれる幸せをシェアしていこう

男性原理に侵されたお母さん病から、自己嫌悪、自己卑下、自責感が生まれます。

男性も女性も、お母さん病に気づき、思い込みの書き換えをしていきましょう。書き換えをしていくうちに、今の幸せに気づいた人から周りにも幸せがシェアされていきます。

喜びの献身があるところに、心の安定感が生まれ、幸せの連鎖が広がっていきます。

これからはひとりひとりが、まずは自分を幸せにしましょう。そしてあふれる喜びをシェアしていくと、やがて社会も変わっていくでしょう。

そこは地球とともに喜び、自然と共存しつつ暮らす社会です。

そこでは、人々はお互いに感謝し合うでしょう。

そして、障がい者も高齢者も子供も、だれもが尊重される、美しい暮らしが始まっているでしょう。

お母さん病に気づくことは、その一歩を踏み出すことになると、ぼくは思っています。

感謝を込めて

これまで出した本でも薬を使わずにうつを卒業する方法を提案してきましたが、この本では「思い込み」「刷り込み」を「お母さん病」という概念でまとめて、さらにわかりやすく解説しています。

そして、メンタルセラピーと自律神経免疫療法の実際をご紹介しました。

患者さんのなかには、最初は問いかけるメンタルセラピーに戸惑う方もいます。「キツイ」「つらい」と思われる方もいるかもしれません。

しかし、だんだんに自分で自分の思い込みに気づき、自分で思い込みを「書き換える」と楽になる、とわかっていきます。

この本では、メンタルセラピーでのドラマ22例を、リアルに描きました。

どのドラマも感動的です。

読み進むうちに心身の健康を司る第一は、自分を大切にして愛すること、そして人を変えたいという思い、人への怒りを手放すこと、と気づかれると思います。

病気を「卒業」していく患者さんを送り出すとき、ぼくのこれまでの人生はここにつながっていたのだな、と喜びがわいてきます。

ぼくといっしょに対話し、卒業していった患者さんたちがいたからこの本ができました。

ありがとう。出逢いに感謝です。

これからも、幸せに生き、喜びの献身を広げていきましょう。

2013年12月

宮島賢也

宮島賢也（みやじま けんや）

薬を使わない精神科医・湯島清水坂クリニック院長
1973年神奈川県生まれ。防衛医科大学校を卒業し、研修中に意欲がわかず精神科を受診、うつ病の診断を受ける。自身が7年間抗うつ剤を使った経験から、「薬でうつは治らない」と気づき、医師以外の人や書物から食生活や人間関係、潜在意識や考え方を変えることの大切さを学び、うつ病を克服する。その経験を踏まえ、患者が自ら悩みに気づき、それを解決するお手伝いをするメンタルセラピーを開発。現在、国際メンタルセラピスト協会専務理事であり、メンタルセラピストの養成を行う。執筆活動とともに、薬に頼らずに自分で健康に幸せになるための講演会も全国各地で実施。
著書に『医者の私が薬を使わず「うつ」を消し去った20の習慣』（中経出版）、『自分の「うつ」を治した精神科医の方法』『同［イラスト図解版］』（以上、河出書房新社）、共著に『安保徹免疫学 症状別実践法・入門』（宝島社）などがある。

構成／小川陽子
イラスト／内田尚子
デザイン／ごぼうデザイン事務所
DTP／オノ・エーワン
校正／鷗来堂

医者なし薬なしで
いつの間にか
「うつ」が消える本

2014年 2 月 5 日　初版第一刷発行
2017年 1 月25日　初版第二刷発行

著者　宮島賢也
発行者　菅原 茂
発行所　KKベストセラーズ
〒170-8457
東京都豊島区南大塚2丁目29番7号
電話 03-5976-9121（代表）　振替00180-6-103083
http://www.kk-bestsellers.com/
印刷所　錦明印刷
製本所　フォーネット社

ISBN978-4-584-13542-6 C0047